临床五官疾病综合救护精要

主　编　薛朝华

江西科学技术出版社

江西·南昌

图书在版编目（CIP）数据

临床五官疾病综合救护精要 / 薛朝华主编. —南昌：江西科学技术出版社，2020.9（2023.7重印）

ISBN 978-7-5390-7402-3

Ⅰ.①临… Ⅱ.①薛… Ⅲ.①五官科学－疾病－诊疗 Ⅳ.①R76

中国版本图书馆CIP数据核字（2020）第114480号

国际互联网（Internet）地址：
http://www.jxkjcbs.com
选题序号：ZK2019539
图书代码：B20189-102

临床五官疾病综合救护精要 薛朝华 主编

出版发行	江西科学技术出版社
社址	南昌市蓼洲街2号附1号
	邮编：330009　电话：（0791）86623491　86639342（传真）
印刷	永清县晔盛亚胶印有限公司
经销	全国各地新华书店
开本	787 mm×1092 mm　1/16
字数	211千字
印张	8.75
版次	2020年9月第1版　2023年7月第2次印刷
书号	ISBN 978-7-5390-7402-3
定价	45.00元

赣版权登字-03-2020-200

前　言

　　五官科学包括眼、耳鼻咽喉、口腔三部分,这三个部分的关系既相互联系又相互独立。鼻窦从上、中、下三面包围眼眶,鼻腔、上颌窦与口腔仅隔一硬腭,口咽又与口腔相交通,故眼、耳鼻咽喉及口腔三方面的疾病常相互影响。鉴于近年来五官科学的飞速发展,为了进一步提高五官各科的医务人员诊疗水平,本编委会人员在多年临床经验基础上,参考诸多书籍资料,认真编写了此书,望谨以此书为广大五官科临床医护人员提供微薄帮助。

　　本书分为三篇,内容涉及眼、耳鼻咽喉及口腔常见疾病的诊治及护理。第一篇《眼部疾病》共二章,内容包括《眼科检查》《眼睑疾病》。第二篇《耳鼻咽喉疾病》共四章,内容包括《耳部疾病》《鼻部疾病》《咽喉疾病》《耳鼻喉疾病护理》。第三篇《口腔疾病》共二章,内容包括《龋病》《牙髓病》《根尖周病》。

　　针对书中涉及的疾病,均进行了详细介绍,包括疾病的病因病理、症状表现、检查诊断方法、鉴别诊断、内外科方法、相关手术操作技巧、预防以及护理措施等,体现了本书的临床价值及实用性,内容丰富,贴近临床实践,为五官科的医护人员提供相关参考与帮助。

　　本书在编写过程中,借鉴了诸多五官科相关的书籍与资料文献,在此表示衷心的感谢。由于编委会人员均身负五官科一线临床工作,故编写时间仓促,可能有错误及不足之处,恳请广大读者见谅,并给予批评指正,以更好地总结经验,以起到共同进步、提高五官各科临床诊治水平的目的。

目录
CONTENTS

第一篇　眼部疾病

第一章　眼科检查

第一节　一般情况及病史

一、一般情况

一般情况包括姓名、性别、年龄、身份证号码、职业、家庭通讯地址及电话等,家庭所在地、邮编等。

二、病史

1.主诉　患者就诊的主要症状及其持续的时间。

2.现病史　包括发病诱因与时间、主要症状的性质、病情经过,做过的相关检查和治疗,治疗效果等。

3.既往病史　既往眼病史及其与全身病的关系、外伤史、手术史、传染病史及药敏史等,是否戴眼镜(框架眼镜与隐形眼镜)。

4.个人史　记录可能与眼病相关的特殊嗜好、生活习惯及周围环境等。

5.家族史　家族成员中有无类似患者(与遗传有关的眼病),父母是否近亲结婚等。

三、常见的就诊症状和体征

(一)症状

1.视觉性症状

(1)视力障碍:一眼或两眼偶然发现或突然出现视物模糊,模糊的程度,发展过程。视力突然消失(发生时间)等。

(2)眼前黑影飘动:黑影的形态多种,如尘状、线状、蛛网状、云块状等。黑影发生发展的缓急,是否短时间内加重。

(3)虹视:当青光眼眼压在 35mmHg 时引起角膜上皮水肿,可出现虹视。眼分泌物覆盖

1

在角膜上时也可产生虹视,但拭除分泌物后虹视消失。正常眼,在黑暗中观看一个极小的光源,也可见生理性虹视。白内障的早期也可出现晶状体性虹视。

(4)视野缺损:视野的一角或半边看不见,应考虑视网膜脱离、偏盲、视路任何部位的血管性病变;视野中部有一看不清的区域,应考虑到中心性浆液性视网膜脉络膜病变;目标的一部分看不到,应考虑黄斑病变或球后视神经炎。

(5)复视:分清单眼性复视还是双眼性复视,单眼性主要为屈光不正,双眼性为眼球运动的疾病。

(6)多视:指一眼观看某一目标时,看到的是 3 个以上的物像。多系初发白内障、屈光不正、多瞳孔。

(7)视物变形:直线看作曲线或波浪状。见于黄斑部病变、网脱术后、视网膜前膜收缩及黄斑水肿。

(8)小视症:看到的物象较另一眼略小,此因视网膜水肿时,该区视细胞疏松,单位面积内视细胞减少所致,见于中心性浆液性脉络膜视网膜病变、黄斑水肿。调节痉挛时或高度近视戴镜后因屈光成像改变也可出现视物变小。

(9)大视症:看到的物象较另一眼略大。此因视网膜皱缩,该区视网膜单位面积内视细胞增多所致,见于中心性浆液性脉络膜视网膜病变、黄斑部水肿。

(10)闪光:看到闪电样亮光,此因玻璃体牵引视网膜使视细胞受刺激所致。主要见于视网膜脱离,也可发生于玻璃体后脱离、后部玻璃体视网膜牵引综合征。闪光常在颞侧视野,无定位价值。闪光几天后即显黑影增多(裂孔形成时引起出血)者,务必注意视网膜脱离发生。

(11)色视:虹视为局限性色视,此外尚可在整个视野中发生全面一致的色视,如红视、黄视、白视、蓝视、绿视、紫视等。红视见于前房或玻璃体出血、受强光刺激、中枢性疾患;黄视见发生于苦味酸中毒、黄疸、毒蛇咬伤、一氧化碳中毒等;无晶体眼可视物偏蓝;小剂量洋地黄使绿色视力增强,大剂量洋地黄可使绿色视力降低。

(12)夜盲:在黑暗的场所视力下降(暗适应过程延长或刺激阈值提高),患者觉夜晚不能行走。见于视网膜色素变性、维生素 A 缺乏症、青光眼等。

2.感觉性症状

(1)眼痒:慢性结膜炎、沙眼、眦部睑缘炎,眼睑荨麻疹及春季结膜炎者伴有奇痒,伤口愈合时也觉痒。任何刺激,当阈值低于痛觉时均可产生痒的感觉。

(2)异物感:结膜或角膜异物、倒睫、角膜擦伤、结膜结石有恒定而显著的异物感,慢性结膜炎、春季结膜炎、沙眼、急性结膜炎、浅表角膜炎、角膜水疱、上皮变性等也可有异物感。

(3)眼干燥:多见于慢性结膜炎、沙眼。老年人可因泪腺分泌减少或泪液中理化性质的改变而常有眼干燥的主诉。

(4)烧灼感或刺痛:见于结膜或角膜浅表的炎症或刺激性疾病、睡眠不足、饮酒过量、屈光不正、老年人分泌物减少及 Sjögren 综合征。

(5)畏光:见于角膜炎症、虹膜睫状体炎症、结膜或角膜的异物及外伤、先天性青光眼、充血性青光眼、白化病、瞳孔扩大。

（6）流泪：结膜、角膜、虹膜急性炎症时可有流泪；下泪小点闭塞、泪道阻塞或外翻发生经常性流泪；角膜穿孔伤时，由于房水外流而自觉流"热泪"；早期青光眼、泪腺病、面神经麻痹或交感神经受刺激也可发生流泪；角膜或结膜异物，角膜、结膜、虹膜的急性炎症、急性青光眼时虽有流泪，但属于次要症状。

（7）眼睑沉重：主要发生于睑缘炎、沙眼、结膜炎、眼疲劳、肌无力症，也可见于睡眠不足。

（8）眼痛：眼痛根据部位可分为眼睑疼痛、眼眶疼痛、眼球疼痛和眼球后部疼痛4种。

①眼睑疼痛：见于睑腺炎、急性泪囊炎及眼睑急性炎症等。

②眼眶疼痛：见于眼眶骨膜炎及球后脓肿、眶蜂窝织炎、筛窦及额窦炎；神经疼痛时在眶上切迹处有压痛。

③眼球疼痛：角膜上皮擦伤、电光性眼炎、青光眼、急性虹膜睫状体炎、眼内炎、全眼炎等均出现剧痛，重症视疲劳可出现钝性疼痛。

④球后疼痛：见于急性球后视神经炎、眶内肿瘤等。

（9）视疲劳：睁眼阅读或注视若干时间后觉眼酸胀甚至胀痛，症状可在眼睛，也可在眉间，闭眼休息片刻疲劳症状缓解。眼疲劳的发生与眼内、外肌的使用不当或过度紧张有关。眼内肌的紧张见于屈光不正，眼外肌的紧张见于隐斜、眼肌不平衡等。

（10）头痛：头痛有眼病引起者可见于以下两种情况。

①眼部急性炎症及青光眼，先有眼痛，病情转剧时放射至头部。

②屈光不正、隐斜及老视。

（11）头昏及眩晕：眼病引起的头昏及眩晕较少见，屈光不正及隐斜可引起头昏，眼外肌麻痹的早期因复视而导致头昏或眩晕。

（二）体征

1.眼分泌物增多　眼分泌物增多为结膜炎的表现，分泌物的性质有水样、黏液性、脓性（因不同病原微生物而性状不同）。眼外眦角有白色泡沫状分泌物，为睑板腺分泌旺盛所致。

2.眼红　凡引起球结膜及巩膜表层血管充血的病变均可引起眼睛发红，如结膜炎、角膜炎症、虹膜睫状体炎、泡性角结膜炎、翼状胬肉、角结膜外伤、慢性结膜炎、球结膜下出血等。鉴别结膜充血与睫状充血，结合其他症状及体征辨别引起眼红的病因。

3.肿块　眼睑包块有睑腺炎、睑板腺囊肿、淀粉样变性、肿瘤等。泪囊区的肿块如泪囊炎。泪腺部位肿块如泪腺炎或泪腺肿瘤。结膜肿块为肉芽肿性炎症、肿瘤。

4.眼睑膨隆　发生在50～60岁者，下睑或上睑内眦部呈现之地较软的隆起，两侧对称，是因为眶隔松弛，眶脂肪疝入眼睑而引起。

5.白瞳　最常见的儿童"白瞳症"为先天性白内障，是儿童失明和弱视的重要原因。Coats病（视网膜毛细血管扩张症）、视网膜母细胞瘤等患儿也是以白瞳症来就诊。

6.斜眼　儿童期的斜视与弱视和视觉发育密切相关。部分斜视合并有弱视，家长常因患儿斜视来就诊。

第二节 视功能检查

一、视力

视力分为中心视力和周围视力,中心视力是视功能的主要标志,主要反映黄斑的视功能。周围视力即视野。中心视力可分为远视力及近视力(阅读视力)。

1.远视力检查

(1)视力表的设计及种类:视力表是依据 1 分视角原理设计。1 分视角定为区分两个点的最小视角。视角的大小直接影响到视网膜受刺激面积。视角越大,视网膜受刺激的面积也越大。物体离眼远近、物体大小直接影像视角。物体离眼越远,视角越小,物体小则视角也小。

目前,常用的视力表为国际标准视力表和 ETDRS 视力表。

(2)检查的方法:检查视力时应注意的事项:①视力表与被检查者相距必须为准确的 5m。②视力表必须有标准照明:两边各装 20W 白色日光灯为最理想的照明。③指点视力表的木棒头端不能太细。④先查右眼,后查左眼。⑤遮眼板每人 1 个,用毕消毒后方可再用。⑥遮眼板以遮挡视线为限,切勿压迫眼球。⑦屈光不正的患者不能眯眼查视力,眯眼不能反映被检查者的实际视力。⑧每个视标允许的辨认时间不得超过 2～3s。⑨结膜囊有分泌物或泪液可影响视力检查。

2.近视力检查 近视力表制作原理与远视力表相同,根据"标准视力表的规定"检查眼离视力表的距离为 30cm,但是,实际检查时可以不遵守这个规定,可让被检者适当移动距离,以能看的清楚为限度。

检查视力必须检查远、近视力,这样可以大致了解患者的屈光状态,例如近视眼患者,近视力检查结果好于远视力结果;老视或调节功能障碍的患者远视力正常,但近视力差;同时还可以比较正确地评估患者的活动及阅读能力,例如有些患者虽然远视力很差而且不能矫正,但如将书本移近眼前仍可阅读书写。

3.儿童视力检查 儿童视力检查对于小于 3 岁不能合作的患儿检查视力需耐心诱导观察。新生儿有追随光及瞳孔对光反应;1 月龄婴儿有主动浏览周围目标的能力;3 个月时可双眼辐辏注视手指。交替遮盖法可发现患眼,当遮盖患眼时患儿无反应,而遮盖健眼时患儿试图躲避。

二、视野

视野(visual field)即周围视力,反映黄斑以外视网膜的功能。它既可指客观环境中能见范围的大小,也可指主管感觉上能看到的范围大小。视野分中心视野和周边视野,中心视野是指距注视点 30°以内的范围;周边视野是指距注视点 30°以外的范围。许多眼病及神经系统疾病可引起视野的特征性改变,视野的检查在疾病诊断中有着重要的意义。视野损害与中心视力损伤一样可对患者的工作上及生活上带来很大的影响及负担。世界卫生组织(WHO)于1973 年提出盲和和视力损伤的标准(视力损伤 5 级分类标准)时指出,不论中心视力是否损伤,如果以中央注视点为中心,视野半径≤10°、但>5°时为3级盲,视野半径≤5°时为4级盲。

(一)视野计的设计及检查方法

1.视野计的发展阶段分为三个阶段

(1)第一阶段为手动的中心平面视野计和周边弓形视野计。

(2)第二阶段始于1945年,以Goldmann半球形视野计的产生为标志,它仍属于手工操作的动态视野计,其特点是建立了严格的背景光和刺激光的亮度标准,为视野定量检查提供了标准。

(3)第三阶段为20世纪70年代设计的自动视野计,利用计算机控制的静态定量视野检查。

2.常用的视野检查法

(1)对照法:让受检者的视野与检查者的视野相比较,以确定受试者的视野是否正常。方法为检查者与患者相对而坐,距离约1m,眼距等高。检查右眼时,将受检者左眼遮盖,检查左眼时,将受检者右眼遮盖。分别从上、下、左、右各方位向中央移动手指,直到患者能看到手指为止,该种检查法不够精确,且无法记录供以后对比。

(2)平面视野计:是用1m的方形黑色屏布,中心为注视点。屏的背侧为白色并画有视野记录纸相同的经纬线。在视野屏的中央置一5mm白色视标供受检眼注视用,让受检者距视野屏1m而坐,受检眼注视白色视标,另一眼遮盖。检查者手持白色游标在屏上移动,嘱受检者眼球不要随游标移动。直到看不到游标为止。两侧水平径线15°~20°,用黑线各缝一竖圆示生理盲点。检查时用不同大小的试标绘出各自的等视线。

(3)弧形视野计:弧形视野计是半径为33cm半环形弧形板,弧的中央有白色视标,供受检眼注视。弧形板可以转动,弧上从周边到中央刻有0°~90°的刻度,每个弧形视野计都有直径不等的白色游标。

(4)Goldmann视野计:为半球形视屏投光式视野计,半球屏的半径为33cm,背景光为31.5asb,试标的大小及亮度都以对数梯度变化。试标面积是以0.6log单位(4倍)变换,共6种。试标亮度以0.1log单位(1.25倍)变换,共20个光阶。此视野计为以后各式视野计的发展提供了刺激光的标准指标。

(5)自动视野计:电脑控制的静态定量视野计,有针对青光眼、黄斑疾病、神经系统疾病的特殊检查程序,能自动监控受试者固视的情况,能对多次随诊的视野进行统计学分析,提示视野缺损是改善还是恶化了。

(二)正常视野

正常人动态视野的平均值为:上方56°,下方74°,鼻侧65°,颞侧91°。生理盲点的中心在注视点颞侧15.5°,在水平中线下1.5°,其垂直径为7.5°、横径5.5°。生理盲点的大小及位置因人而稍有差异。在生理盲点的上下缘均可见到有狭窄的弱视区,为视神经乳头附近大血管的投影。

三、暗适应

暗适应(dark adaption)是检查光觉的敏锐度,暗适应功能的测定主要检测视杆细胞的功能,对于夜盲的患者,如:视网膜色素变性、维生素 A 缺乏症、青光眼等能够作出比较客观的评价。

检查暗适应的方法有以下几种。

1. 对比法　由被检者与暗适应正常的检查者同时进入暗室,分别记录在暗室内停留多长时间才能辨别周围的物体,如被检者的时间明显长,即表示其暗适应能力差。

2. 暗适应计　常用的有 Goldmann－Weekers 计、Hartinger 计以及 Friedmann 暗适应计等,它们的主要原理是用一定量的光刺激和记录装置记录暗适应的曲线,依据曲线进行分析暗适应的功能正常与否。

四、色觉

色觉对人类非常重要,色觉主要反映的是视网膜视锥细胞的功能,色觉异常称为色盲,色盲分为先天性和后天性色盲。先天性色盲是一种性连锁隐性遗传病。后天性色盲可见于视神经炎或炎性视神经萎缩以及某些颅脑疾病。常用的色觉检查方法有以下几种。

1. 假同色图测验(色盲本测验)　受检者在自然光线下,距色盲本 0.5m,5s 内读出,若时间延长但能正确辨认,为色弱。若不能读出为色盲。色盲本的种类繁多,在设计上各有侧重,如广泛使用的石原忍色盲本多用于筛查,AO－HRR 测验作为一种半定量检查,SPP Ⅱ 册用于获得性色觉障碍的检查。国内有俞自萍、贾永源等色盲本。

2. D－15 色调测验法　由 2 组 15 个颜色各异的盘子组成,让受检者在混乱颜色盘依序排列,按图表要求记录后连线画出,以判断色觉情况。

3. 色盲镜　色盲镜是利用红光与绿光适当混合形成黄光的原理,让受检者调配红光与绿光的比例来判断是否有色觉障碍。色盲镜与假同色图及色相排列测验不同的是,后 2 者所使用的是表面色,表面色多为混合色,在色调、亮度及饱和度方面均不稳定,易导致测验结果的偏差。色盲镜使用的是色光,使其不仅能正确诊断各种色觉异常的类型,还可进一步较准确地测定辨色能力。

五、立体视觉

立体视觉(stereoscopic vision)也称深度觉,是感知物体立体形状及不同物体相互远近关系的能力。它是以双眼单视为基础的,常用的检查方法同视机、立体视觉图片及自动立体视觉监测系统。

同视机法检查的是看远的立体视觉,使用不同的画片可检查三级功能:(1)同时知觉画片可查主观斜视角和客观斜视角。如主观斜视角等于客观斜视角为正常视网膜对应,如二者相差 5°以上则为异常视网膜对应。(2)融合画片为一对相同图形的画片,每张图上有一不同部分为控制点。先令患者将两画片重合并具有控制点,再将两镜筒臂等量向内和向外移动,至两画片不再重合或丢失控制点。向内移动范围为集合,向外移动范围为散开,二者相加为融合范围,正常融合范围为:集合 25°～30°,散开 4°～6°,垂直散开 2°～4°。(3)立体视画片双眼画片的相似图形有一定差异,在同视机上观察有深度感。

随机点立体图:制成同视机画片可检查看远的立体视,制成图片可检查看近的立体视。

常用的有 Titmus 立体图和颜少明立体视觉图(正常立体视锐度≤60s/弧)。前者用偏振光眼镜,后者用红绿眼镜检查。两者均可做定量检查。

六、对比敏感度

视力表视力反映的是黄斑在高对比度(黑白反差明显)情况下分辨微小目标(高空间频率)的能力,而在日常生活中物体间明暗对比并非如此强烈。对比敏感度即在明亮对比变化下,人眼对不同空间频率的正弦光栅视标的识别能力。眩光敏感度是检测杂射光在眼内引起光散射,使视网膜影像对比度下降而引起的对比敏感度下降效应。空间频率是指 1 度视角所含条栅的数目(周数),单位为周/度。对比敏感度由黑色条栅与白色间隔的亮度来决定。人眼所能识别的最小对比,称为对比敏感度阈值。阈值越低视觉系统越敏感。以不同视角对应的不同的空间频率作为横坐标,条栅与空白之间亮度的对比度作为纵坐标,可绘制出对比敏感度函数曲线。在正常人,此函数似倒"U"形。它比传统的视力表视力能提供更多的信息(低频区反映视觉对比度情况、中频区反映视觉对比度和中心视力综合情况、高频区反映视敏度)。因此检查对比敏感度有助于早期发现及监测某些与视觉有关的眼病。例如,早期皮质性白内障影响低频对比敏感度;早期核性白内障影响高频对比敏感度;较成熟白内障影响高、低频对比敏感度。

对比敏感度检查最初曾多用 Arden 光栅图表(1978)进行检查,方法简便,适用于普查,但最高只能测定 6 周/度,欠精确。现多用对比敏感度测试卡(FACT 卡)以及计算机系统检测(如 Takaci-CGT-1000 型自动旋光对比敏感度检查仪)。此外,近年来用激光对比敏感度测定仪(将激光干涉条栅直接投射在视网膜上),采用氦氖激光,利用激光的相干性,将两束氦氖激光通过一定的装置,产生点光源,聚焦于眼的结点,通过屈光间质,到达视网膜上形成红黑相间的干涉条纹,通过变换干涉条纹的粗细以及背景光的亮度,便可记录下不同空间频率的对比敏感度阈值(激光视力)。

七、视觉电生理

视觉电生理检查是利用视器的生物电活动来了解视觉功能,包括有视网膜电图(ERG)、眼电图(EOG)和视觉诱发电位(VEP)。

(一)眼电图

EOG 记录的是眼的静息电位(不需额外光刺激),其产生于视网膜色素上皮。暗适应后,眼的静息电位下降,此时最低值称为暗谷,转入明适应后眼的静息电位上升,逐渐达到最大值—光峰。EOG 主要反映视网膜色素上皮和光感受器复合体的功能。

(二)视网膜电图

记录了闪光或图形刺激视网膜后的动作电位。通过改变背景光、刺激光及记录条件,分析 ERG 不同的波,可辅助各种视网膜疾病的诊断。闪光视网膜电图主要反映视网膜神经节细胞以前的视网膜组织细胞的功能。图形视网膜电图主要反映视网膜神经节细胞功能。二者结合起来可以了解视网膜不同层次的功能。

（三）视觉诱发电位

从视网膜神经节细胞到视皮层任何部位神经纤维病变都可产生异常的 VEP。反映视网膜神经节细胞以上视路的功能。

第三节　眼部检查

一、眼附属器检查

眼的附属器位于眼球的前面，对眼球起保护和支撑作用，检查时借助手电筒（配有聚光灯泡）来完成。检查时按照先右后左、先健眼后患眼的顺序进行。

（一）眼睑的检查

1.眼睑位置　观察有无上睑下垂、眼睑闭合不全、睑外翻及睑内翻、睑裂的大小等。

2.眼睑皮肤　观察有无青紫肿胀、皮疹、瘢痕、肿物等。

3.眼睑运动　观察双眼睑运动是否对称，是否有痉挛或麻痹。

4.睑缘及睫毛　观察睑缘有无充血、痂皮、溃疡、鳞屑和缺损。观察睫毛生长的位置、方向、多少、颜色。睑板腺开口是否有堵塞等。

（二）泪器的检查

1.泪腺检查　嘱受检者向鼻下方注视，用双手拇指触摸眼眶外上方泪腺窝处，观察有无红肿、眼痛及肿块等。泪液分泌试验检测：用一条 5mm×35mm 的滤纸，将一端折弯 5mm，置于下睑内侧 1/3 结膜囊内，其余部分悬垂于皮肤表面，轻闭双眼，5min 后测量滤纸被泪水渗湿的长度。若检查前滴了表麻药该试验主要评价副泪腺的作用，短于 5mm 为异常；如不滴表麻药，则评价泪腺功能，短于 10mm 为异常。

2.泪道检查

（1）泪小点观察位置和大小，有无肿胀及压痛，有无闭锁、瘢痕及异物。

（2）泪小管有无肿胀及压痛。

（3）泪囊。泪囊区皮肤有无红肿、压痛和瘘管，指压泪囊有无脓性分泌物排出。

（4）冲洗泪道是否通畅。方法如下：0.5％丁卡因滴眼液点眼一次，用 5mL 注射器抽取生理盐水适量和泪道冲洗针头，将针头由下泪小点垂直进入约 1mm 后转向鼻侧平行睑缘方向进针，将注射器中的生理盐水缓缓注入泪道中。若泪道通畅，则液体从鼻腔或口腔流出；若鼻泪管狭窄，则大部分液体自上泪小点反流出，仅少部分液体自鼻部或口腔流出；若液体完全由上泪小点反流，证明泪道完全阻塞；反流出的液体有黏液或脓液，证明有慢性泪囊炎存在。

（三）结膜的检查

结膜的检查包括球结膜、睑结膜、穹窿结膜、泪阜和半月皱襞的检查。

1.球结膜的检查　观察有无充血（结膜充血和睫状充血）、水肿、疱疹、出血、异物、色素沉着及新生物。结膜出血与睫状充血的鉴别，见表 1—1—1。

表 1-1-1　结膜出血与睫状充血的鉴别表

	结膜充血	睫状充血
充血部位	愈近穹窿部充血越明显	愈近角膜缘充血越明显
血管颜色	结膜血管清楚,分支繁多而不规则,呈树枝状或网状	血管模糊,绕角膜缘向四周呈放射状排列,分支少
颜色	鲜红色	暗红色
血管移动性	推球结膜时,血管可移动	推球结膜时血管不能移动
滴肾上腺素实验	充血消失	充血不消失,可能更清晰
分泌物	有	无
临床意义	结膜炎的表现	角膜或眼球深层组织炎症的表现

2.睑结膜和穹窿部结膜的检查　将眼睑翻转,充分暴露上、下眼睑结膜及穹窿部结膜后,观察结膜是否充血、血管纹理是否清晰、有无乳头增生及滤泡、瘢痕、溃疡、结石、肉芽组织增生及睑板沟处是否有异物存留。

3.泪阜和半月皱襞的检查　观察是否有出血、肿胀、色素痣或新生物。

(四)眼球的位置和运动

观察眼球的位置是否正常,有无偏斜、眼球震颤。眼球的大小、形状是否有异常、有无突出或内陷。怀疑眼球有突出时用突眼计测量。常用 Hertel 突眼计测量方法:将突眼计的两端卡在受检者两侧眶外缘,嘱其向前平视,从突眼计反光镜中读出两眼角膜定点投射在标尺上的毫米数。我国人正常眼球突出度平均值为 12～14mm,两眼差不超过 2mm。眼球运动有否障碍,是否有斜视。

(五)眼眶的检查

观察两侧眼眶是否对称,眼眶触诊是否有压痛、缺损、塌陷及肿物等。

二、眼前节检查

眼前节是指晶状体位置以前的部位,包括角膜、巩膜、前房、虹膜、瞳孔和晶状体。

(一)角膜的检查

在正常状态下,角膜为无色、透明、表面光滑无血管,有一定的弯曲度。检查时注意角膜的大小、弯曲度、透明度及表面是否光滑、有无异物、新生血管及混浊、感觉如何、角膜后有无沉积物(KP)。在弥散的自然光线下观察角膜弯曲度时,如果怀疑圆锥角膜时,则令受检者向下看,此时角膜的顶点就可将下睑中央稍顶起,角膜地形图检查可确诊。检查角膜时也应注意是否为球形角膜、扁平角膜、角膜膨隆或角膜葡萄肿。

(二)巩膜的检查

观察巩膜是否有黄染、充血、结节及压痛。

(三)前房的检查

前房的检查包括检查前房的深度,房水中是否有浮游物、积血、积脓及异物。

（四）虹膜的检查

观察虹膜的颜色，纹理是否清晰，有无新生血管、色素脱落、萎缩、结节，有无与角膜前黏连、与晶状体后黏连，有无根部离断及缺损，有无震颤。

（五）瞳孔的检查

两侧瞳孔是否等大，形圆，位置是否居中，边缘是否整齐。正常成人瞳孔在弥散自然光线下直径约为 2.5～4.0mm，幼儿及老人稍小。检查瞳孔直接及间接对光反射是否正常。

（六）晶状体的检查

观察晶状体有无混浊，位置是否正常。

三、裂隙灯活体显微镜检查

裂隙灯活体显微镜是由光源投射系统和放大系统组成。可在强光下放大 10～16 倍检查眼部病变包括眼表浅及深部组织的病变及位置。附加前置镜、接触镜、前房角镜、三面镜等可检查前房角、玻璃体及眼底。配备前房深度计、压平眼压计、照相机时用途更为广泛。裂隙灯活体显微镜操作方法有以下几种。

1.弥散光线照射法　弥散光线照射法利用弥散光线，低倍放大全面观察角膜、虹膜、晶状体。

2.直接焦点照明法　直接焦点照明法是最常用的方法，是将光线投射在结膜、巩膜或虹膜上，可见一境界清楚的照亮区，以便细微地观察该区的病变。

3.镜面反光照射法　镜面反光照射法是利用光线照射在角膜或晶状体表面上所形成的镜面反光区，来检查该区的组织。

4.后反射照明法　后反射照明法是利用后方反射的光线检查眼的结构。

5.角巩膜缘分光照射法　角巩膜缘分光照射法是利用光线通过透明组织的曲折现象，观察角膜上的不透明体。

6.间接照射法　间接照射法是将光线透射到组织的一部分上，利用光线在组织内的分散、曲折和反射，观察被照射处附近的遮光物。

四、前房角及前房角镜检查

前房角是由前壁、后壁及两壁所夹的隐窝三部分组成。前壁又称角巩膜壁，后壁为虹膜根部，隐窝为巩膜突与虹膜根部之间。

前房角镜（gonioscope）检查，前房角的各种结构必须利用前房角镜，通过光线的折射（直接房角镜）或反射（利用间接房角镜配合裂隙灯显微镜）才能查见。前房角镜检查是青光眼防治工作中的常用方法。此外，为了发现前房角的细小异物、新生物及新生血管等病变，也必须应用前房角镜。

五、眼压测量

眼压测量（tonometry）包括指测法及眼压计测量法。

（一）指测法

测量时嘱咐患者两眼向下注视,检查者将两手食指尖放在上眼睑皮肤面,两指交替轻压眼球,像检查波动感那样感觉眼球的张力,估计眼球硬度。初学者可触压自己的前额、鼻尖及嘴唇,粗略感受高、中、低三种眼压。记录时以 T_n 表示眼压正常,用 T_{+1}、T_{+2}、T_{+3} 分别表示眼压轻度增高、中度增高和极度升高(坚硬如石);用 T_{-1}、T_{-2}、T_{-3} 分别表示眼压稍低、较低和极低(软如棉絮)。

（二）眼压计测量法

1.压陷式眼压计　压陷式眼压计如 Schiotz 眼压计,是用一定重量的眼压测杆使角膜压成凹陷,在眼压计重量不变的条件下,压陷越深其眼压越低,其测量值受到眼球壁硬度的影响。

2.压平式眼压计　压平式眼压计是用足够力量将角膜压平,根据角膜压平的面积或压力大小又可分为两种。一种为固定压平面积,看压平该面积所需力的大小,所需力小者眼压亦小。压平式眼压计测量眼压时不受眼球壁硬度的影响,如 Goldmann 压平眼压计。另一种为固定压力(眼压计重量不变)看压平面积,压平面积越大眼压越低,如 Maklakow 压平式眼压计。这种眼压计测量时眼球容积的影响较大,所测得的眼压值受眼球壁硬度的影响。

3.非接触眼压计　其原理是利用可控的空气脉冲,其压力具有线性增加的特性,使角膜压平到一定的面积,通过监测系统感受角膜表面反射的光线,并纪录角膜压平到某种程度的时间,将其换算眼压值。其优点是避免了眼压计接触角膜所致的交叉感染,可用于角膜表面麻醉剂过敏的患者;缺点是所测数值不够准确。

六、眼后节的检查

眼后节的检查应用检眼镜来完成。常用的检眼镜(ophthalmoscope)有直接和间接两种。

（一）直接检眼镜的使用

所见眼底为正像,放大约 16 倍。通常可不散瞳检查,若需详细检查则应散瞳。

检查步骤如下:

1.彻照法　彻照法用于观察眼的屈光间质有无混浊。将镜片转盘拨到＋8～10D,距被检眼 10～20cm。正常时,瞳孔区呈橘红色反光,如屈光间质有混浊,红色反光中出现黑影;此时嘱患者转动眼球,如黑影移动方向与眼动方向一致,表明其混浊位于晶状体前方;反之,则位于晶状体后方,如不动则在晶状体。

2.眼底检查　将转盘拨到"0"处,距受检眼 2cm 处,因检查者及受检者屈光状态不同,需拨动转盘看清眼底为止。嘱患者向正前方注视,检眼镜光源经瞳孔偏鼻侧约 15°可检查视盘,再沿血管走向观察视网膜周边部,最后嘱患者注视检眼镜灯光,以检查黄斑部。

3.眼底检查项目　眼底检查项目包括视盘大小、形状(有否先天发育异常)、颜色(有否视神经萎缩)、边界(有否视盘水肿、炎症)和病理凹陷(青光眼);视网膜血管的管径大小、是否均匀一致、颜色、动静脉比例(正常为 2∶3)、形态、有无搏动及交叉压迫征;黄斑部及中心凹光反射之情况;视网膜有否出血、渗出、色素增生或脱失,描述其大小、形状、数量等,对明显的异常可在视网膜图上绘出。

11

（二）间接检眼镜的使用

间接检眼镜放大倍数较直接检眼镜小。可见范围大，所见为倒像，具有立体感，一般需散瞳检查。辅以巩膜压迫器，可看到锯齿缘，有利于查找视网膜裂孔。

第四节　眼科影像学检查

一、眼底荧光血管造影

眼底荧光血管造影是眼科临床诊治眼底病的常用的检查技术，其基本原理是将某种能够发出荧光的物质，快速注入被检者静脉内，循环至眼底血管中，受蓝色的激发而产生黄绿色荧光，利用配有特殊滤光片的眼底照相机观察并及时拍摄眼底血循环的动态过程。该项检查能反映出活体眼视网膜大血管至毛细血管水平的生理与病理情况，对眼底病的诊断、鉴别诊断、指导光凝治疗及预测视力预后等方面有很大的帮助。

眼底荧光血管造影可分为荧光素眼底血管造影（fundus fluorescence angiography，FFA）及吲哚青绿血管造影（indocyanine green angiography，ICGA）两种。

1. FFA　FFA 是以荧光素钠为造影剂，主要反映视网膜血管的情况，是常用的、基本的眼底血管造影方法。

2. ICGA　ICGA 是以吲哚青绿为造影剂，反映脉络膜血管的情况，辅助 FFA 发现早期的脉络膜新生血管、渗漏等。

荧光血管造影的正常过程如下：

（1）臂—视网膜循环时间：臂—视网膜循环时间（arm—retina circulation time，ART）是指荧光素从肘静脉注入血管内，随血流经右心，随肺循环到左心，再通过主动脉、颈动脉和眼动脉到达眼底的时间。一般认为 ART 在正常情况下为 10～15s，双眼相差 0.2～0.8s，ART 在 1s 以内均可认为正常，ART 受多种因素的影响，如受检者的年龄、血管粗细、心脏及血流速度检查所用的荧光素的浓度、注射技术及造影技术的熟练程度等。

（2）视网膜动脉前期或脉络膜循环期：视网膜动脉前期是指自肘前静脉注入荧光素后，10s前即可见睫状后短动脉的充盈，一般较视网膜中央动脉提前 0.5～1.5s。该期的荧光特征为眼底出现斑块状脉络膜荧光，可以联合成大块状或地图状。视乳头可出现淡的朦胧荧光，若受检者存在睫状视网膜动脉，也在此时显影。

（3）视网膜动脉期：视网膜动脉期（retinal arterial phase）是指从荧光素注入至视网膜动脉期的时间。一般为 10～15s。动脉血流速度快，约 1～2s 后，全部动脉充盈。当视乳头上视网膜中央动脉出现荧光时，即为视网膜循环的开始。

（4）视网膜静脉期：视网膜静脉期（retinal arteriovenous phase）是指视网膜充盈到静脉出现层流（分层次充盈），一般约为 2.5～3s。静脉荧光可持续 15～20s，这段时间又可分为早、中、晚三期。

①早静脉期：可见分支静脉充盈及主干静脉一侧有荧光出现。

②中期：主干静脉接近完全充盈，此时静脉荧光强于动脉。

12

③晚期:静脉主干完全充盈。在中静脉期至晚静脉期眼底荧光最强烈。

(5)晚期或后期:晚期是指约在荧光素注入静脉后 10min 后,视网膜血管内的荧光明显减弱甚至消失,只能看到微弱的脉络膜背景荧光和巩膜、视神经乳头边缘的一些残留荧光。

(6)黄斑拱环:当荧光素注入静脉 19~23s 后在正常的黄斑暗区,可见暗淡的脉络膜荧光衬托出旁中心凹毛细血管网称黄斑拱环。

二、共焦激光扫描检眼镜

共焦激光扫描检眼镜(confocal scanning laser ophthalmoscope)为多功能眼底图像分析系统。它以三维图像的形式显示视网膜的情况,用于视盘、视网膜特别是黄斑疾病的检查及辅助诊断。

三、光学相干断层成像

光学相干断层成像(optical coherence tomography,OCT)是利用眼内不同组织对光的反射性不同的特性,通过低相干性光干涉测量仪比较反射光波和参照光波来测定反射光波的延迟时间和反射强度,分析出不同组织的结构及其距离,经计算机处理成像,显示组织的断面结构。主要用于眼后节的检查。

四、超声生物显微镜

超声生物显微镜(ultrasound biomicroscope,UBM)是利用超高频超声技术,观察眼前节断面图像。其原理是使用频率为 40~100MHz、探测深度为 4~5mm、分辨率为 $20\sim60\mu m$ 的探头进行扫描的同时收集反射信号,经放大及加工后,并通过转换技术处理,在视屏监视器显示出图像。

五、眼部超声检查

超声波是指超过人的听力范围的超高频的声波,人耳能听到的声波频率为 20~20 000Hz(Hz 为频率单位,代表声源每秒振动的次数)。超声波的性质接近于光,呈束射性和方向性,具有反射、折射、散射、聚焦、吸收和衰减等特性。

用于眼部诊断的超声有以下特点:①超声波在眼部产生的热量极少。②眼部扫描的超声能低(大大低于对胎儿扫描的声能)。③高频率,分辨率高。

因此,眼科超声扫描仪对所有的患者都是安全的。眼部的超声探查,眼内的微小病变可以产生回声信息,超声探查也可以显示眼眶内的组织包括眶脂肪体、视神经、眼外肌、泪腺及眶骨壁。眼科常用超声扫描仪分为 A 型和 B 型。

(一)A 型超声

A 型超声扫描是将所探测组织的界面回声以峰波形式显示,按回声探头的时间顺序依次排列在基线上,构成与探测方向一致的一维图像。

检查步骤如下:

1.仪器设定组织敏感度。

2. 患者半卧位，结膜表面麻醉。

3. 探头置于眼球上，从 6 点开始探查，探头从角膜缘向穹窿部滑动。

4. 对于有外伤或手术后的患者需闭眼检查时，需要在组织敏感度上增加 3 分贝(dB)。

5. 检查完毕患眼滴抗生素滴眼液。

(二)B 型超声

通过扇形或线阵扫描，将组织的界面回声转为不同亮度的回声光点，有无数回声光点组成的二维声学切面图像。B 超探头为 10MHz 聚焦探头，眼科专用 B 超扫描仪声束聚焦带在 24～25mm，相当于在眼球后壁和眼眶前部。探测深度在 40～60mm，轴向分辨率 0.12mm，侧向 0.3mm。

探查步骤：将探头置于眼睑上或球结膜上，从下方 6 点位开始，从角膜缘向穹窿部滑动，探查上方眼底。之后依次对眼部的颞侧、上方、鼻侧进行横向扫描。开始用高增益，发现细微的玻璃体混浊，然后降低增益，显示病变的厚度、球壁的异常，如未发现病变，结束检查。

六、彩色多普勒血流成像

多普勒与 B 超联合使用，可同时传递 B 超影像及多普勒信号。目前，彩色多普勒血流成像用于眼眶血管及眼球、眼眶肿瘤的血流测定。

七、电子计算机断层扫描检查

电子计算机断层扫描(computer tomography，CT)利用电离射线和计算机的辅助形成多个横断面的影像。可用于观察软组织或骨性结构。CT 扫描适应证：①可疑眼内肿瘤。②眼眶病变包括肿瘤、急慢性炎症及血管畸形等。③眼外伤眶骨骨折；眼内、眶内异物，无论金属和非金属异物均可显示和定位。④不明原因的视力障碍，视野缺损等探查视神经和颅内占位性病变。

CT 检查方法如下：

1. CT 平片　即在不用影像加强剂的情况下进行检查。扫描水平、冠状和矢状 3 个方向。水平层面作为常规检查，根据临床需要选择其他方向层面像。

2. 增强 CT　静脉注射含碘水溶液造影剂，可使病变密度增强。在国内，增强剂多采用 60%～70% 泛影葡胺，静脉点滴。注射前做敏感试验，预防过敏反应。

八、磁共振成像

磁共振成像(magnetic resonance image，MRI)原理是用人体内氢原子中的质子在强磁场内被相适应频率的射频脉冲激发，质子吸收能量产生共振。射频脉冲终止后质子恢复原态时释放出能量，即 MR 信号，通过接收线圈，接收并经计算机转换成 MRI 图像。图像为灰阶二维图像，亮白色为高信号，暗黑色为低信号。

适应证：凡需借助影像显示的各种眼球、眼眶病变(金属异物除外)均为 MRI 的适应证。①眼内肿瘤的诊断和鉴别诊断。②眶内肿瘤，神经管内、颅内段肿瘤。③眶内急性、慢性炎症。④眶内血管畸形。⑤慢性眶外伤。⑥眶内肿物颅内蔓延及眶周肿物眶内侵犯者。⑦某些神经眼科疾病。

禁忌证：带有心脏起搏器及神经刺激器者、带有人工心脏瓣膜者、动脉银夹术后、内耳植入金属假体者、金属异物者。

九、角膜地形图

角膜地形图（corneal topography）也称为计算机辅助的角膜地形分析系统（computer－assisted cornealtopograpayanalysis）。Placido 盘检查是一种定性检查，无法定量。而电子计算机技术与 Placido 盘检查的结合，诞生了角膜地形图电子计算机分析系统。计算机辅助的角膜地形图检查的是将投射于角膜表面的角膜镜同心圆影像摄影后，通过计算机对影像进行分析的检查方法。角膜地形图可以对角膜中央到周边部绝大部分的角膜屈光力进行检测，从而获得更多信息量，在角膜屈光力的检测中具有重要临床意义。

角膜地形图可全方位定性定量分析角膜表面形态，在某些角膜疾病如早期圆锥角膜、干眼症等的诊断和指导佩戴角膜接触镜，并在角膜屈光手术术前筛选、手术方案的确定、手术疗效的观察及长期观察创面修复过程等起重要的作用。

第二章　眼睑疾病

第一节　眼睑皮肤病

一、眼睑湿疹

(一)定义及分型

眼睑湿疹有急性和慢性两种。局部皮肤涂抹滴眼液、眼膏或其他不能耐受的刺激性物质时,常呈急性湿疹,是一种过敏性皮肤病。溢泪、慢性泪囊炎、卡他性结膜炎等则可引起慢性湿疹。

(二)诊断

1.病变部位痒感明显。

2.急性者初起时,睑皮肤肿胀充血,继而出现疱疹、糜烂、结痂。如有继发感染,则可形成脓疱、溃疡。慢性者,局部皮肤肥厚、粗糙及色素沉着。少数可并发结膜炎和角膜浸润。血液中常有嗜酸粒细胞增多。

(三)治疗

停用有关药物,去除致病因素。局部糜烂、渗液时,采用3‰硼酸溶液湿敷。局部丘疹而无渗出时,可外用炉甘石洗剂,已干燥的病变可外用氧化锌糊剂或四环素可的松眼膏。全身口服抗过敏药物,如苯海拉明、氯苯那敏(扑尔敏)、去氯羟嗪(克敏嗪),静脉推注葡萄糖酸钙。重症患者可加用口服皮质类固醇药物,并对症处理。

二、眼睑带状疱疹

(一)定义

眼睑带状疱疹,为带状疱疹病毒侵犯三叉神经的半月神经节或其第一支、第二支,在其分布区域发生伴有炎性的成簇疱疹。各年龄及性别组均可出现,但多见于老人及体弱者。

(二)诊断

起病前常先有发热、疲倦、全身不适、神经痛、畏光、流泪等前驱症状。3天后,三叉神经分布区出现皮肤肿胀、潮红、群集性疱疹。水疱可变干结痂,痂皮脱落后常留下瘢痕及色素沉着。病变区域可留有长期的感觉消失或异常。皮损局限于神经支配区域,不超过鼻部中线为眼睑带状疱疹的最大特征。有时同侧眼角膜与虹膜也可同时累及继发感染者,相应部位淋巴结肿大。

(三)治疗

发病初期局部可涂1%甲紫(龙胆紫)液或氧化锌物剂。也可用0.1%～0.2%碘苷(疱疹净)液湿敷或3%阿昔洛韦眼膏涂布。适当休息,给予镇静、止痛剂,以及维生素B_1及B_2。重症患者,为增强抵抗力,可用丙种球蛋白及转移因子。预防继发感染,必要时全身使用抗生素。出现角膜炎、虹膜炎等并发症时,局部应用抗病毒药和散瞳药等。

三、单纯疱疹病毒性睑皮炎

(一)定义

单纯疱疹病毒性睑皮炎由单纯疱疹病毒所引起。这种病毒通常存在于人体内,当身体发热或抵抗力降低时,便趋活跃。因发热性疾病常常可以引起单纯疱疹发生,故又名热性疱疹。

(二)诊断

病变多发生于下睑部位,并与三叉神经眶下支分布范围符合。初发时睑部出现簇状半透明小疱组成的疱疹,约在1周内干涸,以后结痂脱落,不留下痕迹,但可复发。发病时有刺痒与烧灼感。如发生在近睑缘部位,亦有可能蔓延到角膜。病变基底刮片,常证实有多核巨细胞。

(三)治疗

局部保持清洁,防止继发感染。涂1%煌绿乙醇后涂氧化锌糊剂或抗生素软膏,以加速干燥结痂过程。

四、眼睑丹毒

(一)定义

丹毒是由溶血性链球菌感染所致的皮肤和皮下组织的急性炎症。面部丹毒常易累及眼睑,累及眼睑时称为眼睑丹毒,上下眼睑均可发病,并向周围组织蔓延。

(二)诊断

眼睑丹毒典型症状为皮肤局部充血(鲜红色)、隆起、质硬,表面光滑,病变边缘与正常皮肤之间分界清楚,周围有小疱疹包围,这是临床诊断的重要特征。眼睑常高度水肿,不能睁开,患部剧烈疼痛和压痛。耳前和颌下淋巴结常肿大,全身伴有高热。在病变过程中,如发现深部组织硬结化,应视为睑脓肿的前驱症状。睑部丹毒除可由面部蔓延而来以外,还可因睑外伤或湿疹继发性感染所致。抵抗力较强的患者,病变可于几天之内自行消退,但大多数情况,不经彻底治疗则病变可迁延数周之久,愈后无免疫力,遇到寒冷或创伤时,在原发灶上易复发。多次复发的结果慢慢会变成睑象皮病。

坏疽性丹毒,是一种较严重的丹毒感染,一般都原发于眼睑部。这种丹毒可在几小时或几天之内引起眼睑深部组织坏死,表面覆盖一层黑色硬痂皮,几周后脱落。

睑部丹毒可通过面部静脉或淋巴组织向眶内或颅内蔓延扩散,造成严重后果。有的病例由于眼球和眼眶组织的破坏而导致视神经炎和视神经萎缩,以致失明。

(三)治疗

1.局部紫外线照射,同时肌内或静脉注射大剂量青霉素。

2.卧床休息。

第二节　睑缘炎

一、概述

睑缘炎可根据解剖部位而分类:前部睑缘炎主要累及睫毛的基底部,而后部睑缘炎累及睑板腺开口处。传统临床将睑缘炎分为葡萄球菌性、脂溢性、睑板腺功能障碍(MGD)或多种因素共存型。葡萄球菌和脂溢性睑缘炎主要累及前部眼睑,可诊断为前部睑缘炎,而睑板腺功能障碍累及后部睑缘。本临床指南涉及了这三种类型的慢性睑缘炎。

各种类型的睑缘炎的症状有相当大的重叠。睑缘炎常导致与之相关的眼表炎症,如结膜炎、功能性泪液缺乏和角膜炎。睑缘炎也可使原有的眼表疾病如过敏和泪液水样层缺乏(干燥性角结膜炎,或 KCS)症状加重。睑缘炎慢性病程、病因不明及与眼表疾病共存的特点使其治疗较为困难。

葡萄球菌性睑缘炎特点为沿睫毛区有鳞屑和结痂形成。慢性炎症可间或发生急性恶化,导致溃疡性睑缘炎发生,还可能发生睫毛脱落并可累及角膜,出现点状角膜上皮缺损、新生血管形成和边缘性角膜浸润。

尽管在正常人群和睑缘炎患者的眼睑中分离出表皮葡萄球菌的阳性率都很高(89%～100%),但是在临床诊断为葡萄球菌性睑缘炎患者的眼睑分离出金黄色葡萄球菌的阳性率更高一些。表皮葡萄球菌和金黄色葡萄球菌均对葡萄球菌性睑缘炎的形成起到一定作用,但作用机制尚不清楚。有报告说毒素的产生与睑结膜炎有关。然而,也有人发现金黄色葡萄球菌的毒素与疾病之间没有关系;也有免疫机制的相关报道。金黄色葡萄球菌细胞壁成分过敏可使免发生睑缘炎。在 40%的慢性睑缘炎的患者中发现了对金黄色葡萄球菌细胞介导的免疫功能增强,而正常人群则没有增强。在与葡萄球菌性睑缘炎相关的角膜炎发病中认为有细胞介导的免疫机制参与。葡萄球菌抗原自身可通过黏附于角膜上皮中的细菌抗原结合受体而产生炎症反应。

脂溢性睑缘炎患者前部眼睑有脂性结痂,常在眼眉和头皮处也有脂溢性皮炎。

睑板腺功能失调的睑缘病变特征有:皮下和黏膜交接处可见明显的血管、睑板腺口阻塞、睑板腺分泌少或浑浊、睑缘和睑板腺肥厚和粗糙以及睑板腺囊肿,这些改变可最终致睑板腺萎缩。睑板腺功能障碍的患者还经常同时患玫瑰痤疮或脂溢性皮炎。有文献报道睑板腺功能障碍的患者与正常人相比,其睑板腺分泌物的成分有改变。

二、流行病学

尽管目前已认识到睑缘炎是最常见的眼部疾病,其特定人群中的发病率和患病率的流行病学资料尚缺乏。单中心的一个 90 例慢性睑缘炎的研究表明,患者平均年龄为 50 岁。与其他类型的睑缘炎相比,葡萄球菌性睑缘炎患者相对年轻(42 岁),多为女性(80%)。

(一)睑缘炎相关情况和病因

有报告称葡萄球菌性睑缘炎中 50% 患者患有干燥性角结膜炎。反之,在一个对 66 名干燥性角结膜炎患者的研究中发现,75% 的患者患有葡萄球菌性结膜炎或睑缘炎。泪液缺乏所致局部裂解酶和免疫球蛋白水平的下降可使局部对细菌的抵抗力下降,从而易患葡萄球菌性睑缘炎。

25%～40% 的脂溢性睑缘炎和睑板腺功能障碍患者和 37%～52% 累及眼部的玫瑰痤疮患者伴有泪液缺乏。这可能由于脂质层缺乏导致泪液蒸发过强及眼表知觉下降所致。慢性睑缘炎患者出现角结膜干燥与泪膜中磷脂水平下降有相关性。玫瑰痤疮与上皮基底膜异常和反复角膜上皮糜烂有关。

即使泪液分泌正常,睑板腺功能障碍的患者荧光素泪膜破裂时间也明显变短。这表明睑板腺分泌对维持泪膜的稳定性具有重要意义。各种类型的慢性睑缘炎临床特征之间的重叠,以及各种类型的睑缘炎均和泪液功能障碍有程度不同的联系,突出了睑缘炎和泪液功能障碍之间关系的复杂性,也表明了对有眼部刺激症状主诉的患者进行多种治疗的必要性。

脂溢性睑缘炎和睑板腺功能障碍患者的皮肤病变可能有共同的病因和易感因素。在一项研究中,95% 的脂溢性睑缘炎患者同时患有脂溢性皮炎。在患有一种称为原发性(弥漫性)睑板腺炎的睑板腺功能障碍(MGD)的患者中,74% 的患者患有脂溢性皮炎,51% 的患者患有玫瑰痤疮(酒渣鼻痤疮)。

玫瑰痤疮是一种累及皮肤和眼部的疾病,常见于肤色较淡者。典型的面部皮肤表现为红斑、毛细血管扩张、丘疹、脓肿、皮脂腺突出和酒渣鼻。玫瑰痤疮常被漏诊,部分原因是由于毛细血管扩张和面部充血等体征轻微。

异维 A 酸是一种治疗严重囊性痤疮的口服药,也可引起睑缘炎。据报告,23% 的患者出现眼部不良反应,其中 37% 表现为睑缘炎、结膜炎或睑板腺炎。口服异维 A 酸剂量为 2mg/(kg·d)的患者中 43% 出现睑缘结膜炎,口服剂量 1mg/(kg·d)的患者中 20% 患睑缘结膜炎。停药后绝大多数的患者病情改善。

角膜接触镜相关的巨乳头性角结膜炎患者发生睑板腺功能障碍的比率明显增加。巨乳头性角结膜炎的严重程度可能与睑板腺功能障碍的严重程度具有相关性。

表 1-2-1 列出可能产生睑缘炎症导致睑缘炎的病种。

表 1-2-1 与睑缘炎症有关的其他情况

疾病名称		疾病名称	
细菌感染	脓疱病	免疫性疾病	异位性皮炎
	丹毒		接触性皮炎
			多形红斑
病毒感染	单纯疱疹病毒		天疱疮
	传染性软疣		类天疱疮
	带疱疹病毒		steven—Johnson 综合征
	乳头瘤状病毒		结缔组织异常
	牛痘苗		盘状狼疮
			皮肌炎
寄生虫感染	阴虱		供体—受体疾病
皮肤病	鳞屑病	恶性眼睑肿物	基底细胞癌
	鱼鳞癣		鳞状细胞癌
	剥脱症		皮脂腺癌
	红皮病		黑色素瘤
			卡波氏肉瘤
			杀真菌剂肌炎
良性眼睑肿物	假性上皮细胞瘤样增生	外伤	化学伤
	角化症		热损伤
	鳞状细胞乳头状瘤		放射伤
	皮脂腺增生		机械性损伤
	血管瘤		手术损伤
	化脓性肉芽肿	中毒	药物性中毒

(二)自然病史

睑缘炎是一种慢性疾病,可于儿童期发病,间歇性加重和缓解。葡萄球菌性睑缘炎随时间延长可减轻。一项研究表明,葡萄球菌性睑缘炎的患者平均年龄为 42 岁,有短期的眼部症状病史(平均 1.8 年)。患有脂溢性睑缘炎和睑板腺功能障碍的患者总的来说年龄较大一些,眼部症状持续时间相对长一些(6.5~11.6 年)。严重的葡萄球菌性睑缘炎可最终导致睫毛脱落、眼睑瘢痕形成伴有倒睫、角膜瘢痕和新生血管形成。严重的眼部玫瑰痤疮患者可发展成浅层点状上皮病变,角膜新生血管化和瘢痕化。睑缘毛细血管扩张和睑板腺开口狭窄可见于无症状的老年人。

三、预防和早期发现

适当的治疗和处理可缓解睑缘炎的症状和体征,防止造成永久的组织损害和视力丧失。对于类似睑缘炎表现的癌症,早期诊断和适当治疗可以挽救生命。

四、诊治过程

（一）患者治疗效果评价标准

睑缘炎的治疗效果评价标准包括：

1. 防止视力丧失。

2. 尽量减少组织损伤。

3. 减轻睑缘炎的症状和体征。

（二）诊断

所有患者应定期对眼部情况作一个眼部综合的医疗评估。对有睑缘炎症状和体征患者的最初评估包括眼部综合医疗评估中的相关方面。睑缘炎的诊断常是基于患者的典型病史和特征性检查所见。辅助检查偶尔也有帮助。

1. 患者病史　在了解患者病史时询问如下问题将有助于获得所需信息：

（1）症状和体征：如眼红、刺激症状、烧灼感、流泪、痒、睫毛根部结痂，睫毛脱落、睫毛黏附、不能耐受角膜接触镜、畏光、瞬目增多，这些症状在晨起时较重。

（2）症状持续时间。

（3）单眼或双眼发病。

（4）加重因素：如吸烟、过敏原、风、接触镜、湿度降低、视黄醛，饮食和饮酒等。

（5）与全身疾病相关的症状：如玫瑰痤疮、过敏。

（6）目前和既往全身和局部用药情况。

（7）最近与有感染的患者的接触：如虱病。

眼部病史应考虑既往眼睑和眼部手术史，以及放射和化学烧伤的局部外伤史。

全身病史应考虑皮肤病如皮疹、玫瑰痤疮、湿疹以及用药情况（如异维A酸）。

2. 检查　体格检查包括视力测量、外眼检查和裂隙灯检查。外眼检查应在光线好的房间内进行，特别注意以下情况：①皮肤：包括与玫瑰痤疮有关的如酒渣鼻、红斑、毛细血管扩张、丘疹、脓疱、面部皮脂腺肥大、皮炎、皮疹。②眼睑：包括睑缘充血/红斑，睫毛脱落、断裂或乱生，睫毛根部异常堆积物，溃疡，囊泡，过度角化，鳞屑，霰粒肿/麦粒肿，瘢痕形成，眼睑外翻或内翻。

裂隙灯活体显微镜检查应注意以下方面：

（1）泪膜：黏液层和脂质层的质量、泡沫形成。

（2）前部睑缘：充血、毛细血管扩张、瘢痕形成、色素变动、角化、溃疡、囊泡、血液渗出物、虱病和肿块。

（3）睫毛：位置不正、方向不正、缺失或断裂、虱卵和化妆品积聚。

（4）眼睑后缘：睑板腺开口异常，如赘生物、后退、增生、阻塞，睑板腺分泌物情况如能否排出、黏稠度、浑浊度、颜色等，新生血管、角化、结节、增厚、结痂。

（5）睑结膜：翻开眼睑，睑板腺的外观和腺管，如扩张和炎症、霰粒肿、充血、瘢痕、角化、乳头/滤泡反应、脂性渗出/浓缩物。

（6）球结膜：充血、小泡、荧光素/孟加拉玫瑰红/丽丝胺绿点状着色。

(7)角膜:荧光素/孟加拉玫瑰红/丽丝胺绿点状着色、浸润、溃疡和/或瘢痕、新生血管形成包括斑翳、囊泡。

3.诊断性试验 目前尚没有临床特异的睑缘炎的诊断性实验。然而,可对反复前部眼睑伴重度炎症的患者和对治疗反应不佳的患者进行睑缘细菌培养。

在症状明显不对称、治疗无效或睑板腺囊肿单一病灶反复发作且治疗不佳者应行眼睑活检,除外癌症的可能。在怀疑皮脂腺癌取病理前应咨询病理学家,讨论肿瘤可能播散的范围和做冰冻切片。新鲜的组织可能需用特殊的染色如油红-O寻找脂质。

临床症状可帮助区别葡萄球菌、脂溢性和睑板腺功能不良性睑缘炎,总结于表1-2-2。这些不同种类的睑缘炎的临床症状经常互相重叠,并与干眼症状相似。

表1-2-2 睑缘炎分类症状描述

特征	前部眼睑		后部眼睑
	葡萄球菌性	脂溢性	睑板腺功能障碍
睫毛缺损	经常	很少	(一)
睫毛方向不正	经常	很少	病程长时可有
眼睑聚积物	硬痂	油性或脂性	油脂过多,可能为泡沫状
眼睑溃疡*	很少出现严重发作	(一)	(一)
眼睑瘢痕	可能发生	(一)	长期病程也不少见
睑板腺囊肿	很少	很少	偶尔至经常,有时多发
睑腺炎	可能发生	(一)	(一)
结膜	轻至中度充血,可能有小泡	轻度充血	轻至中度充血,睑结膜乳头样反应
泪液缺乏	经常	经常	经常
角膜	下方角膜上皮点状缺损,周边/边缘浸润,瘢痕,新生血管和血管翳变薄,小泡(尤其4~8点钟)	下方角膜上皮点状缺损	下方角膜上皮点状缺损,浸润,瘢痕形成,新生血管化,斑翳,溃疡
皮肤疾病	异位,很少	脂溢性皮炎	玫瑰痤疮

* 也可考虑单纯疱疹病毒

注:表内(一)表示在该类型的睑缘炎不出现这种特征

4.治疗 尚无足够的证据可以明确推荐睑缘炎的治疗方案,患者必须明白在很多情况下是不能完全治愈的。下列治疗措施可有一定帮助:

(1)热敷。

(2)注意眼睑卫生。

(3)抗生素。

(4)局部应用糖皮质激素。

睑缘炎患者治疗的第一步是进行眼睑清洁,可有多种方法。一种方法是热敷几分钟来软化结痂黏连和/或加热睑板腺分泌物,然后轻轻按摩眼睑来促进睑板腺的分泌。仅有前部睑缘炎的患者和手灵活性较差的患者可能会忽略按摩。一般在患者方便的时候每日进行一次按摩即可。过多的眼睑按摩反而可能刺激眼睑。然而,有的患者发现每日反复进行热敷有效,有的患者在热敷后轻轻擦去眼睑的分泌物会更好。可使用稀释的婴儿香波或购买到的眼睑清洁棉签轻擦睫毛根部以进行眼睑清洁。有规律地每日或一周数日进行眼部清洁,经常可以缓解慢性睑缘炎的症状。要告知患者需终生注意眼部卫生,如果停止治疗的话,症状可能反复。

对于有金黄色葡萄球菌感染的睑缘炎,局部滴用抗生素如杆菌肽或红霉素可每日一次至数次,或睡前应用一次,持续一周至数周。根据病情严重程度不同决定用药的时间和频率。如果睑板腺功能障碍患者的慢性症状经眼部清洁后不能很好控制,可口服四环素。每日强力霉素 100mg 或四环素 1 000mg,当临床症状减轻(通常需 2～4 周)时可减量至每日强力霉素 50mg 或四环素 250～500mg,可根据患者病情的严重程度和对药物的反应停药。用四环素的理由是一些小型的临床试验报告四环素对缓解眼部玫瑰痤疮患者的症状有效,并可提高眼部玫瑰痤疮和睑板腺功能障碍患者的泪膜破裂时间。实验室研究还表明它可以降低表皮葡萄球菌和金黄色葡萄球菌脂酶的产生。四环素及相关药物可引起光敏反应、胃肠不适、阴道炎,在极少的情况下还可引起氮质血症。在大脑假瘤病例中已提示这一点,同时它还可以降低口服避孕药的药效、增强华法令的药效。20mg 缓释强力霉素每日 2 次可减少不良反应。这些药物对孕妇、哺乳期及对四环素有过敏史的人禁用。儿童不宜用四环素,因为可使牙齿着色。可用口服红霉素替代。已有报道四环素和米诺四环素可使巩膜着色并引起结膜囊肿的发生。

短期内局部滴用糖皮质激素可改善眼睑或眼表的炎症,如严重的结膜充血、边缘性角膜炎或泡性结膜炎。一般每日数次用于眼睑或眼球表面。一旦炎症得到控制,应停药或减量,然后间断应用以改善患者症状。糖皮质激素应用最小有效剂量,并避免长期应用。应告知患者糖皮质激素的不良反应,包括眼压增高和发生青光眼的可能性。应用部位特异性糖皮质激素如氯替泼诺,以及眼部穿透性弱的糖皮质激素如氟米龙,可减少这些不良反应。对于维持治疗的方案还有待进一步讨论。由于许多睑缘炎的患者伴有泪液缺乏,在眼部清洁和用药的同时应用人工泪液(每天 2 次)可改善症状。

对于不典型的睑缘炎或者药物治疗效果不理想的睑缘炎,应重新进行考虑。有结节样肿块、溃疡、大的瘢痕、局限的痂和皮炎鳞屑或急性炎症中间伴黄色的结膜结节提示可能为眼睑肿瘤。基底细胞癌和鳞状细胞癌是最常见的累及眼睑的恶性肿瘤。黑色素瘤和皮脂腺癌是眼睑第二位的恶性肿瘤。皮脂腺癌可能有多发病灶,可由于变形性骨炎样播散表现为严重的结膜炎症而难以诊断。

5.随诊 应告知有轻度睑缘炎的患者,如果病情加重应及时复诊。随诊时间间隔应视病情严重程度、治疗方案和伴随疾病因素,如应用糖皮质激素治疗的青光眼患者等而定。随访时应注意随访间期的情况、视力测量、外眼检查和裂隙灯检查。如果应用了糖皮质激素治疗,应在数周内了解治疗的效果,测量眼压并了解患者用药的依从性。

6.医疗提供者和环境 睑缘炎的诊断和治疗需要较多的医学技术和经验。非眼科医生检查的睑缘炎的患者若发生如下情况之一应立即转诊至眼科医师。

(1)视力下降。

（2）中或重度疼痛。

（3）严重或慢性眼红。

（4）角膜受累。

（5）反复发作。

（6）治疗无效。

睑缘炎患者可在门诊进行治疗。

7. 咨询/转诊　诊治睑缘炎患者的一个最重要的方面是教育他们认识到该病的慢性病程和反复发作的特性。应告知患者病情常可得到控制，但很少能根治。

第三节　睑腺病

一、睑腺炎

（一）定义及分类

睑腺炎，又称麦粒肿，系眼睑腺体及睫毛毛囊的急性化脓性炎症，多见于儿童及年轻人。根据发病部位不同，可分为外麦粒肿和内麦粒肿两种。化脓性细菌（以葡萄球菌多见）感染，引起睫毛毛囊皮脂腺或汗腺的急性化脓性炎症，称外麦粒肿；而引起睑板腺急性化脓性炎症的，则称内麦粒肿。

（二）诊断

1. 外麦粒肿　睑缘部红、肿、热、痛，触痛明显。近外眦部者常伴有颞侧球结膜水肿。数日后，睫毛根部出现黄脓点，溃破排脓后痊愈。炎症严重者，常伴同侧耳前淋巴结肿大、压痛，或可伴有畏寒、发热等全身症状。

2. 内麦粒肿　被局限于睑板腺内，眼睑红肿较轻，但疼痛较甚。眼睑红、肿、热、痛，睑结膜面局限充血、肿胀，2～3d 后其中心可见黄脓点。自行穿破，脓液排出后痊愈。

（三）治疗

脓肿形成前，应局部热敷，使用抗生素滴眼液及眼膏。反复发作及伴有全身反应者，可口服抗生素类药物。脓肿成熟时需切开排脓。应注意：外麦粒肿，其皮肤切口方向应与睑缘平行；内麦粒肿，其睑结膜面切口方向须与睑缘垂直。切忌挤压排脓，以免细菌随血流进入海绵窦引起脓性栓塞而危及生命。

二、睑板腺囊肿

（一）定义

睑板腺囊肿是睑板腺排出管阻塞、腺内分泌物滞留，刺激管壁引起的睑板腺无菌性慢性炎性肉芽肿。

（二）诊断

1. 多偶然发现，一般无显著症状。囊肿较大时，可有沉重不适感，部分则有异物感。

2. 单发或多发，上睑尤多。眼睑皮下可扪及圆形、边界清楚、与皮肤不黏连的肿块，无压痛。相应的睑结膜充血,呈紫红或紫蓝色。如有继发感染,则其表现类似睑腺炎。反复发作的老年患者,应警惕睑板腺癌和横纹肌肉瘤之可能。

3.切开后可见黏稠的灰黄色胶样内容物　符合前两项条件即可诊断睑板腺囊肿,第三项可加强诊断。若切开后内容物不是黏稠的胶样物质,而是脆碎的组织,必须进行病理检查。

(三)治疗

囊肿小者,可不予处理,任其自行吸收或消散。也可局部热敷,或用2%黄氧化汞眼膏涂布并按摩,以促进囊肿吸收。囊肿大者,需手术刮除,睑结膜面的切口方向须与睑缘垂直,彻底清除囊肿内容物并向两侧分离囊膜壁逐渐剥离。

三、睑板腺阻塞

(一)病因

睑板腺阻塞是指睑缘炎、慢性结膜炎或其他原因造成睑板腺排泄管阻塞,分泌物积存日久而钙化。

(二)诊断

1.患者可有干痒感,有时有异物感。

2.透过睑结膜可见点状及线条状黄白色凝聚物,日久形成小结石。

(三)治疗

病因治疗的同时可局部应用抗生素眼膏,并按摩。小结石突出于睑结膜面时,可在1%丁卡因表面麻醉后,用尖锐小刀或注射针头剔除。

第二篇 耳鼻咽喉疾病

第一章 耳部疾病

第一节 中耳炎

中耳炎(otitis media,OM)广义的定义是指任何原因导致的中耳炎症,这一炎症过程可以侵及颞骨内任何邻近的含气腔,如中耳腔、乳突腔或岩尖。根据疾病的性质,中耳炎可进一步分为分泌性中耳炎、化脓性中耳炎、慢性中耳炎伴胆脂瘤生成或中耳胆脂瘤伴中耳炎。

中耳炎最早的分类始于 Kramer(1849),将中耳炎按鼓膜表现分类;Willian(1853)在 Aural Surgery 中将中耳炎按病理分类;Politzer(1894)按照疾病性质(中耳化脓或非化脓分泌物)和病程分类,成为现代中耳炎分类的基础。世界卫生组织(WHO)1992 年第 43 次大会制定并于 1994 年签署执行中耳炎分类标准(The Tenth Revision of the International Statistical Classification of Disease and Related Health Problem,ICD—10)。1995 年,Read 在英格兰拉夫堡(Loughborough)国立卫生服务编码和分类中心制定了 Read Version 3.1 中耳炎分类标准,其他学者对此展开了讨论。2002 年,Gates 提出的中耳炎分类标准,比较全面地代表了现代意义上的中耳炎分类。2004 年,我国西安中耳炎会议制定了初步分类方案,在此基础上经国内专家学者讨论。2013 年,《中华耳鼻咽喉头颈外科杂志》2013 年第 48 卷第 2 期公布了"中耳炎分类及手术分型(2012)"框架指南及解读。

一、化脓性中耳炎

(一)定义

化脓性中耳炎指细菌感染中耳乳突腔黏膜、骨膜、骨质后引起的化脓性炎性反应,病理学特征是中耳和乳突内出现不可逆的炎症性改变,如持续性流脓则为活动期,否则为静止期。

(二)病因学

本病由细菌感染引起。中耳乳突腔内以白细胞、巨噬细胞、感染的细菌为主构成脓性分泌物,常见的致病菌为金黄色葡萄球菌、铜绿假单胞菌,以及变形杆菌、克雷伯杆菌等。细菌侵犯中耳的途径通常为:(1)急性化脓性中耳炎未获得彻底的治疗,转为慢性,此为常见原因。

(2)咽鼓管途径:鼻部或咽部的慢性病变,如腺样体肥大、慢性扁桃体炎、慢性鼻窦炎等反复发作细菌经咽鼓管逆行进入中耳腔,特别是儿童及婴幼儿,咽鼓管短、平、直,细菌更易侵入。(3)鼓膜外伤后穿孔细菌经此途径进入中耳腔。(4)细菌循邻近骨缝隙进入中耳乳突腔引起感染。(5)机体抵抗力下降、免疫能力低下、急性传染及合并有慢性病,特别是婴幼儿,如营养不良、贫血、猩红热、麻疹、肺结核等。

(三)病理与病理生理学

本病的病理变化轻重不一。初期病变主要位于中鼓室的黏膜层,表现为鼓室黏膜的充血、水肿,有炎性细胞浸润,并有以中性粒细胞为主的渗出物,既往分类称单纯型。病变重者,黏膜可出现增生、肥厚,若黏骨膜破坏,病变深达骨质,听小骨、鼓窦周围、乳突甚至岩尖骨质都可以发生骨疡,形成慢性骨炎。在炎性介质如白细胞介素、花生四烯酸等刺激下,局部可生长肉芽或息肉,既往分类称骨疡型。鼓膜边缘型穿孔或中耳黏膜破坏后,病变长期不愈者,有些局部可发生鳞状上皮化生或同时有纤维组织增生,可伴随形成胆脂瘤、黏连或产生硬化病变。

早期教科书将骨疡型列为单独一型,最新观点及分类将单纯型称为慢性化脓性中耳炎,骨疡型只是慢性化脓性中耳炎及中耳胆脂瘤这两种类型中的伴随病理改变。如果黏膜病变发生在中鼓室前方,此处鼓岬黏膜延续为咽鼓管黏膜,含有纤毛组织,经纤毛摆动有助于分泌物经咽鼓管途径排出;如果病变发生在鼓室黏膜中后部,此处鼓岬黏膜无纤毛组织,病变组织堆积后刺激产生炎性介质,进而刺激产生肉芽、息肉,黏膜肿胀,阻塞中上鼓室,进一步产生乳突炎症。

(四)临床表现

1.耳部流脓　间歇性或持续性,急性感染时脓液增多。脓液性质为黏液性或黏脓性,长期不清理可有臭味。炎症急性发作期或肉芽、息肉等受到外伤时可有血性分泌物。

2.听力下降　患耳可有不同程度的传导性或混合性听力损失。听力下降的程度和性质与鼓膜穿孔的大小、位置、听骨链的连续程度、迷路破坏与否有关。

3.耳鸣与眩晕　部分患者有耳鸣,可能与内耳受损有关;一般慢性中耳炎患者较少出现眩晕症状,当慢性中耳炎急性发作,出现迷路破坏时,患者可出现剧烈眩晕,压迫耳屏可以诱发眩晕。

(五)辅助检查

1.鼓膜穿孔　鼓膜穿孔是最常见的体征,穿孔可分为中央型和边缘型两种,前者指穿孔的四周均有残余鼓膜环绕,鼓室黏膜可正常或水肿、肉芽增生。

2.听力学检查　表现为不同程度的传导性、混合性或感音神经性听力下降,以传导性耳聋为主。

3.影像学检查　常规 CT 水平位和冠状位可了解中耳乳突腔的病变范围及重要结构,多平面重组(MPR)和 3D 中重建技术可了解听骨的病变状态。

(六)诊断及鉴别诊断

反复间断性耳流脓、鼓膜紧张部穿孔、传导性耳聋可初步诊断为慢性化脓性中耳炎,但须与以下疾病鉴别。

1.中耳胆脂瘤　既往中耳炎分类这一类型称"慢性化脓性中耳炎胆脂瘤型",新的分类将其列为"中耳胆脂瘤",特指后天性胆脂瘤。这一疾病主要是因咽鼓管功能不良导致上鼓室负压,松弛部被吸入上鼓室,上皮组织在上鼓室内堆积形成胆脂瘤,可伴有细菌感染形成中耳炎;鼓膜紧张部边缘穿孔上皮组织也可进入中耳腔形成胆脂瘤。检查可见松弛部肉芽、内陷、胆脂瘤痂皮,紧张部完整、内陷或与鼓岬黏连,或紧张部边缘性穿孔。纯音听力检查传导性耳聋,常规 CT 水平位和冠状位可了解中耳乳突腔的病变范围及重要结构,骨质是否破坏,多平面重组(MPR)和 3D 重建技术可了解听骨的病变状态。

2.鼓室硬化　多数由慢性化脓性中耳炎(静止期)发展而来,主要病理表现为碳酸盐沉积在鼓膜纤维层、鼓岬黏膜、听骨表面黏膜层形成钙化灶。临床症状为听力下降,可有耳流脓病史,鼓膜完整或穿孔,可见鼓膜钙化灶或鼓室黏膜钙化灶;听力学检查存在气骨导间距,盖莱试验可阴性,CT 检查鼓室、乳突腔可见高密度硬化灶。

3.隐匿性中耳炎　本病通常由慢性化脓性中耳炎转化而来,临床无症状或听力下降。鼓膜正常或穿孔已愈合,可存在气骨导间距;CT 检查可见鼓室、乳突腔可见密度增高影,是确诊该病的主要依据。

4.黏连性中耳炎　本病通常由分泌性中耳炎未经系统治疗转化而来,鼓膜与鼓室结构黏连,严重者鼓膜与鼓岬黏膜融合、上皮化。以长期听力下降为主要症状。纯音听阈检查存在气骨导间距;部分病例鼓膜内陷类似穿孔,影像学检查可表现为鼓室空间消失,乳突鼓室可存在密度增高影。

5.特殊类型中耳炎　特殊类型中耳炎包括结核性中耳炎、AIDS 中耳炎、梅毒性中耳炎、真菌性中耳炎,这一类中耳炎特指在中耳乳突腔内培养出特异性致病原;坏死性中耳炎并非原来意义上的骨疡型或肉芽型中耳炎,系特指中耳乳突腔内出现除上述特异性或非特异性中耳炎以外的坏死性组织;放射性中耳炎为中耳乳突腔经历放射线照射后出现的无菌性放射性组织坏死;气压性中耳炎特指鼓膜内外气压急剧变化而咽鼓管不能及时平衡气压引起的中耳腔负压导致中耳结构物理性损伤,出现鼓膜充血、穿孔、鼓室积液等。

(七)治疗

慢性化脓性中耳炎治疗原则为控制感染,清除病灶,恢复听力。活动期治疗应以局部及口服药物治疗为主,以 3%过氧化氢溶液或硼酸水清洗耳道,清洗后方可应用局部抗生素点耳,抗生素应用以口服为主;合并严重感染者可根据脓液细菌培养及药敏试验结果,选择敏感药物静脉给药。通常干耳 2 周后即可进行手术治疗,静止期原则上不宜应用抗生素,应以手术治疗为主。

(八)转归

慢性化脓性中耳炎可长期存在,临床上称为静止期,但最终留下中耳功能不全和结构破坏等不良结局。2012 年中耳炎分类将其列为后遗疾病,包括:不张性/黏连性中耳炎、鼓室硬化、中耳胆固醇肉芽肿、隐匿性中耳炎。其他不良后果包括耳后瘘管、迷路炎、耳道狭窄、感音神经性聋、周围性面瘫以及手术后残留问题。颅内和颅外并发症以中耳胆脂瘤居多。

二、中耳胆脂瘤

(一)定义

中耳胆脂瘤特指后天性胆脂瘤,不包括先天性胆脂瘤。以鳞状上皮组织在中耳、乳突内增生、堆积为特征,其发病机制并非感染而是胆脂瘤形成,称为"中耳胆脂瘤"。胆脂瘤发展过程中可伴有细菌生长,与慢性化脓性细菌感染相伴随,形成中耳炎。其生成机制、病理及转归与慢性化脓性中耳炎不同。

(二)病理与病理生理学

中耳胆脂瘤发病机制较为公认的学说有以下四种。

1.内陷袋学说 即经典教科书的"后天原发性胆脂瘤"。"cholesteatoma"一词最早于1829年由Cruveilhier描述,但直到1858年由Muller首先命名,内陷袋学说最早于1908年由Begole提出,近代Bluestone关于咽鼓管功能及其障碍在中耳炎过程中的病理机制的研究成就,使内陷囊袋理论成为当代崇尚的学说。主要是咽鼓管功能不良导致上鼓室负压,松弛部被吸入上鼓室,上皮组织在上鼓室内堆积形成胆脂瘤。

2.上皮移行学说 即经典教科书的"后天继发性胆脂瘤"。外耳道或鼓膜上皮层的上皮细胞通过鼓膜穿孔边缘移行进入中耳。外伤或手术导致的鳞状上皮细胞种植于中耳腔也可形成后天继发性胆脂瘤。

3.基底细胞层过度增生学说 有人认为基底细胞增生过度也是胆脂瘤形成的原因之一。

4.化生理论学说 由于慢性感染的长期存在,正常立方上皮转化为角化鳞状上皮形成胆脂瘤,但化生理论只是一种假说,迄今未能得到证实。

在胆脂瘤体积不断增大的机械外力作用下,局部组织持续地释放破骨细胞激活素而持续地进行骨质破坏。如白细胞介素1、白细胞介素6、肿瘤坏死因子 α、前列腺素 E_2 等活化、聚集破骨细胞,并刺激酶类产生作用于骨质破坏;碳酸酐酶和透明质酸酶等为骨质脱矿物质创造了酸性环境,胶原酶、基质金属蛋白酶和纤溶酶等相互作用,在基质降解阶段降解基质和骨胶原,从而产生骨质破坏。

(三)临床表现

临床上以耳内长期流脓为特点。病史时间长,有特殊恶臭。松弛部或紧张部后上方有边缘性凹陷形成的穿孔,从穿孔处可见鼓室内有灰白色鳞屑状或豆渣样物质,恶臭味;紧张部鼓膜可完整、内陷或与鼓岬黏连。

(四)辅助检查

听力测试:一般为传导性耳聋,耳聋程度与病变程度无正相关,因病变组织作为声音传导的媒介可以传导声音。如果病变波及耳蜗,耳聋呈混合性;病变侵犯迷路可出现眩晕,迷路瘘管实验可以提示是否存在迷路破坏。

影像检查:常规HRCT检查可显示胆脂瘤范围及骨质破坏情况,如面神经管、半规管、鼓室天盖等;现代CT后处理技术如多平面重组(MPR)可清晰地显示面神经管的全程,MPR与3D重建技术(CTVR)相结合更能清晰地显示听骨链的精细结构,特别是镫骨上结构,弥补了常规HRCT对听骨显示的不足。如果胆脂瘤引起乳突鼓室骨质的破坏,应行MRI检查,了解颅内的侵蚀情况,并与颞骨肿瘤相鉴别。

(五)诊断及鉴别诊断

1.慢性化脓性中耳炎　本病首先应与慢性化脓性中耳炎相鉴别。

(1)慢性化脓性中耳炎为细菌经咽鼓管、外伤等穿孔的鼓膜、急性中耳炎等途径感染鼓室、乳突的黏膜、骨膜。

(2)炎性介质促使产生肉芽组织破坏骨质。

(3)感染的中耳乳突腔伴上皮组织长入及黏膜化生等可形成胆脂瘤,也可产生骨质破坏。

(4)CT 检查并不能在影像上完全区分是炎症或是胆脂瘤,但 MRI 检查可以鉴别两者,同时应结合临床检查,特别是鼓膜紧张部穿孔或是松弛部病变。

2.中耳癌

(1)颞骨肿瘤以中耳癌和外耳道癌居多,长期慢性中耳炎史者占 80%～85%。

(2)早期症状多为耳道血性分泌物,向患侧头颈面侧部放射的耳颞部疼痛,早期传导性耳聋,晚期迷路受侵犯后为混合性聋,多伴耳鸣。

(3)其他提示症状包括张口困难、同侧面神经麻痹、后组脑神经症状。

(4)晚期颅内转移。

(5)淋巴结转移可发生于患侧或双侧。

(6)晚期内脏或骨骼也可能会发现转移性病灶。耳镜检查可见外耳道或中耳腔有肉芽或息肉样组织,触之较软,松脆易出血,并有血脓性分泌物,有时恶臭。肉芽组织去除后很快复发。影像学检查 CT、MRI 可明确肿瘤侵犯范围,病理活检可明确诊断。

3.中耳结核

(1)由结核杆菌感染,多继发于肺结核,亦可由腺样体结核或骨关节结核、颈淋巴结结核等播散而来。

(2)病菌感染途径:循咽鼓管侵入中耳,或经血液循环或淋巴系统传入中耳和乳突。

(3)中耳结核起病隐袭,早期即可出现明显的传导性听力下降,侵及内耳则为混合性或感音神经性聋,鼓膜常见多发性穿孔或融合后成为大穿孔,鼓室黏膜灰白,鼓室内可有大量肉芽增生,或耳后瘘管形成。

(4)检查应包括颞骨 CT 及胸部 X 线片、结核菌培养。

(5)治疗应早期规范应用抗结核药物控制感染,并结合手术治疗,手术宜行分期治疗,一期清除病灶,二期修复乳突鼓室结构并重建听力。

(六)治疗

中耳胆脂瘤的治疗原则为清除病灶,防止并发症,保存或提高听力,保守治疗仅能对伴有感染中耳胆脂瘤起到暂时控制感染的作用,如果出现颅内外并发症则应及早手术治疗。

(七)预后与并发症

中耳胆脂瘤,若获得及时和正确的诊断和治疗,多可治愈。但有时由于病变的类型、致病菌的毒力、患者抵抗力下降或局部引流不畅,可以诱发一系列的耳源性颅内、颅外并发症。常见的耳源性颅内并发症包括如下情况:①硬膜外脓肿。②硬膜下脓肿。③耳源性脑膜炎。④乙状窦血栓性静脉炎。⑤耳源性脑脓肿。⑥脑积水。颅外并发症包括如下情况:①耳周骨膜下脓肿。②Bezold 脓肿。③Mouret 脓肿（乳突感染后脓液从乳突尖内侧扩散引起咽旁间隙感染）。颞骨内并发症包括：①周围性面神经麻痹。②迷路炎。③岩尖炎。

三、中耳炎外科治疗

（一）历史背景

现代中耳炎外科治疗已由传统的病灶清除技术发展到听功能重建。"中耳炎临床分类和手术分型（2012）"指南吸收经典的中耳乳突手术理念，以适应日益细化的临床实践。本节按照这一指南论述，包括：第一类为鼓室成形术，特指鼓膜和中耳传音结构重建；第二大类为中耳病变切除术，特指中耳病变切除但不进行听力重建；第三大类为中耳病变切除＋鼓室成形术，指在清除中耳乳突病变的基础上进行中耳传音结构的重建；第四大类主要是指上述三类手术的配套手术，列为其他中耳炎相关手术。

鼓室成形手术（tympanoplasty）是指在彻底清除中耳病灶基础上，保全和（或）提高听力的外科技术。鼓室成形手术的概念源于 1952 年在荷兰阿姆斯特丹召开的第五届国际耳鼻咽喉科医师会议，在此会议上 Wullstein 和 Zollner 介绍了"Tympanoplasty"即鼓室成形术，1953年 Wullstein 在 Mona－tasschr Ohrenheilkd Laryngorhinol、Zollner 在 Arch Ital Otol Rinol Laringol 分别报道了中耳听力重建的外科技术，由此奠定了鼓室成形手术的基础。而现代耳显微外科鼓室成形手术的概念源于 1964 年，由美国眼耳鼻喉科协会（AAOO）首次提出，其概念是："彻底清除中耳病变，重建听力，伴或者不伴鼓膜修补术，但不伴乳突手术，如果施行了乳突手术，则称为乳突鼓室成形手术"。美国眼耳鼻喉科协会（AAOO,1965）和法国 Portmann（1978）等相继提出了各自的分类方法，因其所具有的合理性及代表性而被广泛接受且沿用多年。2011 年 3 月 31 日至 2011 年 4 月 4 日，中华医学会耳鼻咽喉头颈外科分会耳科专业组、《中华耳鼻咽喉头颈外科》杂志编委会耳科学组在云南昆明召开了中耳炎分类与手术分型标准制定会议，于 2013 年第 48 卷第 2 期《中华耳鼻咽喉头颈外科》刊登了分类及相关解读。

鼓室成形术Ⅰ型又称鼓膜成形术（myringoplasty），该词源自拉丁文 myrings（即鼓膜 membrane）和希腊文 plassein（即成形 to shape）合并而成，相当于 Wullstein Ⅰ型和 AAOO 的鼓膜成形术，1952 年，Wullstein 和 Zollner 提出了用全层和裂层皮片进行外植法修补鼓膜的方法，是鼓膜修补的里程碑；1961 年，Storrs 首先使用颞肌筋膜作为内外植法的修补材料，1973 年，Glasscock M.E. 报道了经耳后径路鼓膜内植法及外植法手术技术，从而奠定了以耳后为主要径路、颞肌筋膜为主要修补材料、以内外植法为基本方法的鼓膜修补技术并延续至今，各家文献报道总体鼓膜修补成功率在 90%～97%。

鼓室成形术Ⅱ、Ⅲ型的分类均以听骨链的处理方式进行分类。随着现代耳显微外科的发展，更多材料和类型的听骨赝复物不断被开发，但其基本原理均为在鼓膜/锤骨柄/砧骨长脚与活动的镫骨（底板或镫骨上结构）之间建立连接，因此，而更为复杂的鼓室成形听骨链重建分类已无必要，而听骨赝复物无论何种形状，镫骨上结构存在选用的听骨赝复物统称 PORP，镫骨上结构不存在选用的听骨赝复物统称 TORP。镫骨底板固定多见于耳硬化症和先天性听骨链畸形，不属于中耳炎手术范畴。鼓室硬化症在一期手术时多可清除硬化灶，恢复底板活动,如清除硬化灶后底板仍固定,则一期修复鼓膜,二期再行镫骨底板手术。

听骨链重建的材料和外科技术经过多年发展已相当成熟,重建材料包括同种自体、同种异体、异种异体及人工材料。①最早用于自体听骨链重建的材料可查文献报道为 1957 年,Hall 和 Rytzner 首次应用自体砧骨和锤骨连接镫骨底板和鼓膜进行听骨链重建,Bahmad(2007)病理检查应用锤骨、砧骨、皮质骨、软骨的 50 例手术标本和 6 例颞骨标本,植入时间 5 个月到 28 年,病理证实自体砧骨、锤骨、骨皮质其生物学行为基本类似,生物相容性和稳定性良好,大小、形态、轮廓维持良好,是听骨重建的理想材料,但在胆脂瘤及炎症侵犯的病例,听骨表面组织病理学检查证实存在骨质炎症表现,伴有胆脂瘤上皮、炎细胞、肉芽组织。②同种异体材料见于 1966 年 House 首先报道,Betow(1982)年报道 2400 例应用异体筋膜、软骨膜、软骨、听骨材料重建听力结果,这些材料均需要术前经过严格的脱抗原等预处理,且结果与自体材料无显著差别。到目前为止,应用同种异体移植材料仅发现 2 例免疫缺陷疾病报道,称作"Creutzfeldt-Jakob disease",其中 1 例来自遗体的静脉,1 例来自遗体心包膜的鼓膜移植。但尽管如此,由于移植物来源、交叉感(如 AIDS)以及伦理学等问题,现在较少采用。③人工材料:20 世纪 70 年代中期生物相容性听骨链重建假体材料开始应用于临床,最早采用的材料是 1978 年 Shae 报道的高密度聚乙烯(High density polyethylene sponge,商品名 Plasti-pore),由此产生全听骨赝复物(TORP-Total Ossicular Replacement Prostheses)和部分听骨赝复物(PORP-Partial Ossicular Replacement Prostheses);而陶瓷作为听骨替代假体生物材料的应用始见于 1979 年,包括生物惰性陶瓷和生物活性陶瓷,Reck 和 Helms 描述了生物活性陶瓷的应用,1984 年 Grote 推荐使用羟基磷灰石,其化学结构为 $Ca_{10}(PO_4)_6(OH)_2$,孔径大小在 $100nm \sim 500 \mu m$,为多晶钙磷陶瓷,直至目前这种材料因其良好的稳定性、生物相容性和可雕塑性,良好的机械承载能力和随意控制结构和塑形等特点,被制作成各种形状和复合体普及应用于临床,但缺点是可塑性差,依然有一定的感染率;1994 年,德国 Dalchow 医生首先使用纯钛听骨 TORP 和 PORP 植入 1 300 例病例,2001 年发表报道:排出率<1%,术后获得良好的听力效果,与 HA 相比,钛听骨体积和质量明显减轻,具有极高的生物相容性和稳定性,不良反应极低,是听骨链重建的良好替代材料,此后,以钛合金为基本材料的人工听骨如全钛人工锤骨(TNMP)、全钛人工砧骨(TIP)、Fisch 全钛人工听骨(FTTP)等陆续商品化,替代 HA,广泛应用于临床。

(二)基本术式

1.鼓室成形术 鼓室成形术通常适用于鼓膜紧张部穿孔,鼓室、鼓窦及乳突正常者,手术不开放乳突,在清理鼓室病变的基础上行听功能重建。现代意义或广义上的鼓室成形应包含鼓膜成形、听骨链重建、鼓室探查、鼓室腔重建、外耳道扩大成形、耳甲腔成形等概念,本分类将鼓膜成形术列为鼓室成形术Ⅰ型,包含听骨链重建则列为Ⅱ和Ⅲ型,鼓室探查、外耳道成形、耳甲腔成形等相关手术,可与Ⅰ~Ⅲ型同时存在。

Ⅰ型:指单纯鼓膜成形术,手术修补鼓膜缺损,不涉及听骨链重建。适应证为鼓膜紧张部穿孔,听骨链正常,乳突、鼓窦、上鼓室正常或 CT 检查存在密度增高影但术中探查为渗出液或黏性分泌物,中上鼓室无阻塞,无需开放乳突。手术方法有外植法、内植法、夹层法等,修补材料以筋膜、软骨膜为主。

Ⅱ型:镫骨底板活动,镫骨上结构存在或部分存在,鼓膜紧张部穿孔或完整。手术在鼓膜和镫骨之间建立有效的声音传导结构,如自体或异体听骨、软骨及各种类型的部分听骨赝复物——PORP(钛合金、羟基磷灰石、高分子塑料等)。

Ⅲ型:镫骨底板活动,镫骨上结构完全缺如,鼓膜紧张部穿孔或完整。在鼓膜、鼓膜移植物或残存锤砧骨与活动的镫骨底板之间放置传声媒介,如自体或异体听骨、皮质骨、软骨及各种类型的全听骨赝复物——TORP(钛合金、羟基磷灰石、高分子塑料等)。

2. 中耳病变切除术　以清除中耳乳突病变为主要目的,不考虑鼓膜与听骨链重建。

(1)乳突切开术:适用于急性融合性乳突炎、乳突蓄脓者,鼓室结构未受侵犯或急性炎症经乳突切开引流可好转者。该手术以耳后切口为主,切开乳突皮质骨,保留外耳道后壁及鼓窦、上鼓室侧壁,仅做病变清除,不处理听骨链。

(2)乳突根治术:该手术不保留听力,主要用于中耳黏膜广泛严重病变且咽鼓管完全闭锁不适合成形术的病例。可行耳内或耳后切口,切除外耳道后壁及鼓窦、上鼓室外侧壁,清除残余锤砧骨、残余鼓膜,封闭咽鼓管鼓室口,形成乳突、鼓窦、鼓室、外耳道四位一体术腔向外耳道口开放。

(3)改良乳突根治术:新版手术分类所说"改良乳突根治术"特指 Bondy 改良乳突根治术。适用于胆脂瘤病变局限于上鼓室并向鼓窦乳突发展而中鼓室良好、听骨链完整无需重建的病例。该手术切除外耳道后壁及鼓窦、上鼓室外侧壁,清除病变后保持听骨链的完整性,鼓膜通常完整(也可表现为菲薄、内陷、钙化,必要时可行鼓膜修补),中鼓室独立成腔并经咽鼓管与外界通气引流,乳突、鼓窦、外耳道三位一体向外耳道口开放,乳突鼓窦可予以填塞封闭。

3. 中耳病变切除＋鼓室成形术　指在彻底清理乳突鼓窦病变的基础上,同期或分期行鼓室成形术。以外耳道及鼓窦上鼓室侧壁的处理方式为基本点,分为以下四型。

(1)完壁式乳突切开＋鼓室成形术:即经典的"闭合式技术"或"联合进路手术",适用于气化较好的中耳乳突病变。通常采用耳后切口,切开乳突、鼓窦、上鼓室,保留外耳道后壁和上鼓室外侧壁。于面神经隐窝进入后鼓室清除病灶,变通的方式可切除砧骨托后直接向上鼓室方向开放面神经隐窝。手术同时行听骨链重建和鼓膜修复,保留咽鼓管-鼓室-鼓窦-乳突通气引流系统和听骨链有效活动的骨性结构,乳突鼓窦腔不予填塞。

(2)开放式乳突切开＋鼓室成形术:该手术切开乳突、鼓窦、上鼓室,同时切除外耳道后壁和鼓窦上鼓室外侧壁。与改良乳突根治术不同,该手术同时行听骨链重建和鼓膜修补。术后中鼓室独立成腔,建立中鼓室-咽鼓管通气引流系统,乳突、鼓窦、外耳道三位一体向外耳道口开放。

(3)完桥式乳突切开＋鼓室成形术:该手术切开乳突、鼓窦、上鼓室,切除外耳道后壁,但保留上鼓室鼓窦外侧壁一部分即"骨桥"。"骨桥"并非解剖结构,而是在术中人为雕刻形成的条形骨质,类似一"桥"。面神经隐窝可在切除砧骨托后直接向上鼓室开放或切除骨性鼓环后上骨质(鼓索神经附着骨质)向中鼓室开放。手术同时行听骨链重建和鼓膜修复,中鼓室独立成腔,建立鼓室-咽鼓管通气引流系统,鼓窦、面神经隐窝予以填塞封闭。

(4)上鼓室切开重建＋鼓室成形术:适用于鼓膜松弛部病变及胆脂瘤病变仅局限于上鼓室的病例。手术无需广泛乳突切开或切除外耳道后壁及鼓窦侧壁。上鼓室外侧壁切开清理病变后需以软骨或骨组织重建外侧壁,以防鼓膜外耳道皮瓣内陷形成胆脂瘤回缩袋。同时行听骨链重建和鼓膜修复,即鼓室成形术。手术保留咽鼓管-鼓室-鼓窦-乳突通气引流系统。

4.其他中耳炎相关手术 为上述三类手术的相关配套或辅助手术,并非独立一类。

(1)鼓室探查术:此技术是一种诊断和治疗手段,目的是清除中耳的病变组织,探寻听力下降的原因。

①探查范围:包括咽鼓管口、听骨链、鼓室黏膜、前庭窗、圆窗龛、面神经水平段、鼓索神经、鼓膜张肌、镫骨肌、面神经隐窝、鼓室窦、上中下鼓室、鼓窦。

②探查内容:包括听骨链病变,包括黏连、固定、纤维组织增生、钙化、肉芽包裹、砧骨长脚缺如等,鼓室黏膜病变如黏膜肉芽增生、上皮组织存在、钙化斑、水肿等。如果探查发现鼓窦、乳突腔内存在病变,应改变手术计划行乳突切开。

(2)外耳道成形术:中耳乳突手术时无论耳内或耳后切口,凡存在骨性外耳道凸起,影响显露者,均可行外耳道的扩大成形。一是更好地显露术野,二是术后防止耳道狭窄,利于术后的引流和耳道自我清洁功能恢复。

(3)耳甲腔成形术:适用于经耳内或耳后切口中耳乳突病变切除者,旨在防止外耳道口狭窄及引流方便、增加耳道通气量,利于耳道自我清洁功能的恢复。手术结束时根据外耳道口的大小行此手术,该手术是完成中耳乳突手术的环节之一。

(4)外耳道后壁重建术:该手术主要针对外耳道后壁的处理。包含两种情况:其一,先行完壁式乳突切开,再完整切除外耳道后壁及上鼓室外侧壁,清理完病变后再将后壁骨板复位。重建的材料尚有自体骨皮质板、软骨片、人工材料(羟基磷灰石板或钛板),重建的时机可在中耳乳突手术结束时或分期手术的一期手术结束时,这一术式的目的和优点在于切除耳道后壁术腔显露良好,利于清理病变,同时重建耳道后壁又保留了外耳道的完整性。其二,是将乳突腔封闭填塞,封闭的材料有自体骨粉、软骨、人工材料(羟基磷灰石),术腔封闭后再将外耳道骨板复位。目的是防止上鼓室-乳突腔负压的形成,造成上皮组织内陷形成胆脂瘤。

(5)乳突缩窄术:与外耳道后壁重建术不同,该手术主要针对无外耳道后壁的、陈旧性宽大乳突术腔的处理(乳突根治术、开放式乳突切开鼓室成形术的二次修正手术)。目的是消灭宽大的术腔,恢复外耳道解剖结构和自我清洁功能,避免代谢产物的堆积和外耳道胆脂瘤的形成。填塞材料可为乳突皮质骨粉、耳周带血管蒂肌筋膜软组织、人工材料(如羟基磷灰石粉)。填塞的范围包括乳突腔、鼓窦、上鼓室,尤其适用于硬化型乳突,术中应注意保证彻底清除病变组织,重要部位如暴露的硬脑膜、乙状窦、面神经、迷路瘘管等应以自体组织覆盖。

(6)中耳封闭术:该手术作为中耳乳突手术的必要补充单列一类,指手术封闭乳突、鼓窦、上鼓室、中耳腔及部分或全部外耳道。适应证为经反复治疗仍不能提高听力且不干耳者、重度感音神经性聋清除中耳乳突病灶后、外耳道及中耳恶性肿瘤、颈静脉球体瘤行颞骨次全切除术者。手术须保证彻底切除病变及上皮组织,根据病情可保留外耳道口及部分外耳道,封闭材料游离脂肪、耳周带蒂肌肉筋膜组织。

(7)分期鼓室成形术:分期手术并不是一种术式,而是在涉及以提高听力为目的的各种乳突鼓室手术框架下进行有目的、有计划的延迟性听力重建手术。一期手术清除中耳乳突病灶,对于不适合同时行听力重建者,鼓室内放置硅胶膜,促进鼓室黏膜修复,建立由正常黏膜衬里的含气中耳腔,防止黏连及回缩袋形成;二期手术在6~12个月后,待鼓室解剖与生理功能修复后行听力重建,二期手术一方面探查鼓室乳突腔有无胆脂瘤复发和残留病变,另一方面取出鼓室硅胶膜,行听骨链重建术。是否行分期手术应在术中决定,至目前,普遍认为以下三点为决定是否行分期手术的出发点:①黏膜的病变程度。②胆脂瘤清除是否能够达到彻底。③听骨链的病变状态。特别是胆脂瘤型中耳炎听骨受胆脂瘤侵蚀,基质已侵入到骨质内,一期即以自体听小骨重建听骨链安全性减低,可考虑分期手术。

第二节　耳外伤

耳的解剖位置特殊,易受各种直接或间接暴力引起外伤。可单独发生,也可伴发于其他外伤(如颜面部、颅脑部外伤等),可导致外耳、中耳或内耳损伤。

一、外耳外伤

(一)耳廓外伤

耳廓位于头颅侧方暴露位置,易受外力致伤。包括钝挫伤、撕咬伤、切割伤、火器伤、冻伤及断离伤等,其中钝挫伤及切割伤多见。

耳廓由薄层皮肤覆盖于软骨形成,故软骨是耳廓的支架,当耳廓软骨由于外伤或感染发生缺损或变形可造成耳廓畸形。

常见症状:早期可见血肿、出血、撕裂及破损感染,后期多见缺损或畸形。

治疗原则:及时清创,控制感染,预防畸形。形成血肿时应早期抽吸并加压包扎,较大血肿应尽早切开清除积血,防止继发感染。血肿或开放性创口均易引起感染,铜绿假单胞菌和金黄色葡萄球菌多见,应选用敏感抗生素。及时清创缝合,尽量保留软组织。准确对位后小针细线(无创伤性缝线更好)缝合,避免贯穿软骨。局部已感染者,伤口处用1‰过氧化氢溶液清洗后再做对位缝合。耳廓断离者,将断耳以生理盐水洗净后用抗生素溶液浸泡15min,并对残端消毒处理后立即对位缝合。若无存活可能时,可将耳廓软骨剥离埋于皮下并直接缝合断端以备次期成形,条件许可时可直接缝合成形。

(二)外耳道外伤

外耳道由皮肤、软骨和骨组成。伤后外耳道肿胀,如果发生感染则有肉芽生长,痊愈后常后遗外耳道瘢痕性狭窄甚至闭锁。治疗的要点是严格消毒,预防感染,严禁冲洗外耳道。开放伤应早期清创,皮肤和软骨对位缝合,并用抗生素软膏纱条或碘仿纱条填塞,防止感染及狭窄。

二、中耳外伤

(一)鼓膜外伤

鼓膜位于外耳道深部,厚度仅0.1mm,易受外伤。可由挖耳、高温或腐蚀性异物溅入、颞骨骨折等直接受损,也可由掌击、气压伤等造成间接致伤。

症状与体征:鼓膜破裂瞬间,患者可突然发生耳痛、耳闷、耳聋、耳鸣,偶伴短暂眩晕;如精神过度紧张,可无症状。检查可见外耳道少量鲜血流出,若有颅底骨折则血量较多甚至有脑脊液漏。耳镜检查可见外耳道或鼓膜上血迹或血痂,鼓膜多呈裂隙状,或不规则穿孔,数日后可变圆形。电侧听检查为传导性或混合性听力损失。

治疗方法:采用干燥疗法,禁止冲洗及滴液。酒精消毒外耳道后,清洁外耳道,鼓膜表面血块暂不处理。多次消毒外耳道,耳道口放置消毒棉球。应用抗生素预防感染。嘱患者切勿擤鼻,若有鼻涕则吸入咽部后吐出。如无继发感染,多能自行愈合;如长期不愈,可行鼓膜修补术。

如有耳鸣、感音性耳聋,可用改善内耳微循环药物及促神经营养药物。戒除不良挖耳习惯,做好工作防护,特定情况下可减少鼓膜外伤的发生。

(二)乳突外伤

轻者只限乳突,重者可累及外耳道、鼓室及内耳,还可伴发面神经麻痹及颅脑外伤。单纯乳突外伤,只需清创缝合即可,以期保留听力。如出现上述并发症,则宜行乳突开放并对相关损伤进行处理。

第三节　颞骨骨折

颞骨岩部为颅底的一部分,骨折的发生常合并严重颅脑外伤。最早由 Uerich 根据骨折线方向与岩锥的关系,将其分为纵行骨折和横行骨折。Mchagh(1959)提出第三型:混合型骨折。纵行骨折最为常见,占 70%～80%。骨折线与岩骨长轴平行,多起自颞骨鳞部,沿外耳道后上壁、鼓室顶部经由颈内动脉管至颅中窝的棘孔或破裂孔附近。横行骨折的骨折线与岩骨长轴垂直,常起自颅后窝的枕骨大孔,横过岩锥到颅中窝。有些经过舌下神经孔或颈静脉孔,个别可经内耳道、迷路到破裂孔、棘孔附近。混合型较少见,同时兼有上述两型特征,多见于严重的颅骨骨折。骨折类型与临床表现各不相同,分述如下。

1.全身症状　常有不同程度之颅脑外伤的神经系统症状,头痛甚至昏迷、休克等。这些症状可延迟发生,故对颞骨骨折者应仔细观察并及时处理。

2.出血　纵行骨折常引起外耳道及鼓膜破裂,血液经外耳道流出或经由咽鼓管自鼻、咽溢出。横行骨折若未合并鼓膜及外耳道软组织撕裂,一般无耳部出血。

3.脑脊液漏　纵行骨折伴硬脑膜撕裂伤时,脑脊液可经鼓室、鼓膜损伤处流出,形成耳漏。初与血液混合呈淡红色,后出血渐止颜色转为清亮。横行骨折时,桥脑侧池和颅后窝蛛网膜下腔的脑脊液经骨折缝流经鼓室、鼓膜破损处流入外耳道。以上两种骨折的脑脊液亦可经咽鼓管流入鼻腔形成鼻漏,当然也可同时经外耳道及鼻腔流出。

4.听力下降及耳鸣　纵行骨折可从鼓室延至咽鼓管顶壁,主要损伤中耳,极少累及迷路,故听力损失较轻,多为传导性听力损失,一般无耳鸣,有则多为低频。横行骨折多伤及内耳前庭部及内耳道,耳蜗及半规管也可骨折,但较少累及中耳,故听力损失较重,呈感音性听力损失。耳鸣重,多为持续高频。

5.眩晕　纵行骨折患者很少出现眩晕,若有眩晕常为迷路外原因,需考虑脑损伤或前庭中枢损伤。而横行骨折患者常因伤及迷路和前庭而发生眩晕且伴有自发性眼震,持续时间视病情轻重而定。

6.面瘫　纵行骨折时面瘫发生率为 15%～20%,多为面神经乳突段或锥段受压(水肿、血肿、碎骨片压迫)所致。一般损伤较轻,预后较好。横行骨折时面瘫发生率 50%,多为面神经鼓室段至内耳道段直接损伤所致,预后差,难恢复。

检查:外耳道可见出血、皮肤撕裂、骨壁塌陷、错位及下颌关节嵌入。擦净后多可发现外耳道后壁皮肤纵行损伤及出血,可与鼓膜撕裂处相连且后者也有血液流出,若合并硬脑膜损伤则有淡红色或清亮液体流出。上述多为纵行骨折所致。若有血鼓室发生,则多为横行骨折或中耳黏膜撕伤所致。影像学检查非常重要,X 检查阴性者不能排除颞骨骨折,高分辨率 CT则可反映颞骨骨折的走向、听骨链及面神经管损伤情况,以及颞骨内积血、积气等。

治疗:首先处理全身症状,病情严重者请神经外科会诊,共同抢救患者。需全身应用抗生素,严格消毒后清理外耳道。除出血严重时用无菌凡士林纱条或碘仿纱条填塞外,禁止局部滴药及外耳道填塞。对于脑脊液漏,严格按照脑外伤处理。若患者表现为传导性听力损失,可在条件允许时行鼓室探查术,以期恢复听力;若表现出感音性听力损失、耳鸣及眩晕,行相应治疗。面瘫经 2～6 周非手术治疗无效,全身情况允许可行面神经探查、减压术或修复术。

第四节　外伤性脑脊液耳漏或耳鼻漏

外伤性脑脊液耳漏或耳鼻漏最常见于颞骨岩部骨折伴有硬脑膜撕裂时。发生于颞骨纵行骨折者,常因中耳顶壁处硬脑膜撕裂,致颅中窝蛛网膜下隙与中耳相通;发生于颞骨横行骨折时,常因陶特曼三角、内耳道、迷路等处硬脑膜撕裂,导致颅后窝蛛网膜下隙及桥脑侧池中脑脊液经内耳或鼓窦的骨折缝流入鼓室。另外,也可因镫骨足板发生外伤性移位或骨折致使前庭窗及蜗窗受损,脑脊液经由两窗伤处流入中耳,不过这种情况较为罕见。

一、临床表现

1.耳外伤后,尤其是颞骨骨折后伴有耳内淡红色或清亮液体,若为淡红色液体则逐渐变为清亮,量一般较多,从耳内或鼻腔流出。

2.若脑脊液流出过多,则可因颅内压减低而出现头痛及电解质紊乱。

3.若细菌循道感染至颅内时,则出现化脓性脑膜炎等。

二、诊断

1.病史体征　头部外伤史,伴外耳道或鼻腔淡红色或清亮液体,以及听力损失。

2.鼓膜像　鼓膜穿孔及血性或水样分泌物。

3.听力学检查　重度感应神经性听力损失或轻度传导性听力损失。

4.影像学检查　高分辨率 CT 扫描或 MRI 脑池造影术等。

5.脑脊液定性检查　收集新鲜漏出液送检,通常有葡萄糖定量法、β_2 转铁蛋白免疫试验法等实验室检查方法。

三、治疗

1. 立即全身应用抗生素,预防继发感染。

2. 可能的话,取坐位或半坐位,并适当限制摄水摄钠。

3. 若无感音性听力损失,外耳道消毒后,大量敷料包扎耳部,浸湿后更换,不做填塞,观察1周左右,多数患者可获痊愈,如无效则手术探查并修补漏口;脑脊液鼻漏患者经保守治疗4周未愈者亦考虑手术治疗。

第五节　感音神经性聋

人的听觉系统中的传音、感音或者分析综合部位的任何结构或功能障碍,都可表现为不同程度的听力减退。由于耳蜗毛细胞、听神经、听觉传导路径或各级神经元受损害,致声音的感受与神经冲动传递障碍以及皮层功能缺如者,称感音性或神经性及中枢性聋。临床上用常规测听法未能将其区分时可统称感音神经性聋。

依据耳聋出现的时间、病理生理及临床表现等方面的不同将感音神经性聋进行分类(表2－1－1)。

表2－1－1　感音神经性聋分类

1. 先天性聋(congenital deafness)	(4)特发性突聋(idiopathic sudden deafness)
(1)遗传性聋(hereditary deafness)	(5)噪声性聋(noise induced deafness)
(2)非遗传性聋	(6)自身免疫性聋(autoimmue deafness)
2. 后天性聋(acquired deafness)	(7)创伤性聋(traumatic deafness)
(1)老年性聋(presbyacousis)	(8)全身系统性疾病引起的耳聋
(2)耳毒性聋(ototoxic deafness)	(9)其他
(3)感染性聋(deafness due to infective disease)	

一、先天性聋

(一)定义

先天性聋(congenital deafness),系出生时就已存在的听力障碍。依其病因可分为遗传性聋(hereditary deafness)和非遗传性聋两大类。遗传性聋:指来自亲代的致聋基因,或新发生的突变基因所导致的耳发育异常,或代谢障碍,以致出现听功能不良,其中感音神经性聋在遗传性耳聋中占有重要的位置,非遗传性聋:指患儿在胚胎发育期、围生期或分娩时受到母体的炎症、感染、中毒或外伤等病理因素的影响而引起的耳聋。这种耳聋在出生时即已存在。

(二)流行病学

国外的统计数据表明新生儿中先天性耳聋的发病率约为1/1 000,其中50%以上是由遗传因素引起的。随着医疗卫生事业的发展,非遗传性聋在先天性听力障碍中所占的比例逐渐降低。遗传性聋分为综合征性聋及非综合征性聋两大类。前者指除了耳聋以外,同时存在眼、骨、肾、皮肤等身体其他器官系统的病变,这类耳聋占遗传性聋的30%;后者仅出现耳聋的症状,在遗传性聋中约占70%。

（三）诊断

1.遗传性聋的诊断

（1）听力学评价:1993年美国国立卫生研究院（NIH）建议所有婴儿在其出生后3个月内都要进行听力筛查,推荐将耳声发射（otoacoustic emissions,OAE）和自动ABR（automated auditory brainstem response,AABR）作为筛查方法。新生儿出生3～5d做DPOAE初步筛查,初筛可疑或者没通过者42d行DPOAE复筛,听力异常时行ABR检查做出诊断。在年龄较大的儿童或成人行主观听力检测和客观听力检测。主观听力检测技术主要包括用于成人的纯音听阈测试和言语测试及用于儿童的小儿行为测试。客观检测技术主要包括声导抗测试、听性脑干反应（auditory brainstem response,ABR）、耳声发射（OAE）、耳蜗电图、40Hz事件相关电位及听觉稳态诱发电位（auditory steady-state responses,ASSR）等。

（2）影像学检查:目前普遍采用的是高分辨颞骨薄层CT和MRI影像学的方法,高分辨率颞骨CT可了解内耳骨性结构,评估骨性解剖异常或畸形所致的听力障碍,如大前庭导水管综合征、Mondini畸形、共同腔畸形等。MRI可以反映听神经的发育情况,排除颅内病变所致听力障碍。

（3）排除引起耳聋的其他病因:如先天性非遗传性聋、耳毒性聋、感染性聋等。

（4）家族病史调查:仔细询问家族中至少3代人的耳聋病史,以及是否近亲结婚等,根据病史画出系谱图,有助于判断遗传方式。

（5）基因诊断:又称DNA诊断或DNA探针技术。其基本原理是利用现代分子生物学和分子遗传学的方法,检查耳聋相关基因的结构及其表达功能,明确患者是否有耳聋基因突变。

2.非遗传性聋的诊断　需排除遗传性聋的诊断,仔细询问病史:明确妊娠早期母亲患风疹、腮腺炎或流感等病毒感染性疾患,或梅毒、克汀病等全身疾病,或大量应用耳毒性药物史,或分娩时产程过长、难产、产伤致胎儿缺氧窒息等致聋因素存在。

（四）治疗

1.药物治疗　对于听力稳定的先天性聋目前尚无有效的药物治疗方法,先天性聋患者如果出现波动性、进行性的听力下降应尽早联合使用扩张内耳血管、营养神经的药物及糖皮质激素类药物,尽量保存残余的听力。

2.基因治疗　基因治疗是利用分子生物学技术将目的基因导入体内进行治疗相关疾病的方法,目前还处于起步性的、动物实验的探索阶段,离临床应用仍很遥远。

3.助听器（hearing aid）　助听器是一种帮助听力障碍患者听取声音的扩音装置。感音神经性聋患者是理想的选配对象。选配的原则是根据纯音听力（0.5～4.0kHz）平均损失程度而定,听力损失愈重时,所需的增益亦愈大。语频平均听力损失35～80dB者均可使用,一般而言,中度听力损失者使用助听器后获益最大。单侧耳聋一般不需配用助听器。

4.外科治疗　人工耳蜗置入（cochlear implant）是目前运用最为成功的神经生物医学工程技术,它将声信号转换为电信号,通过在耳蜗内置入的电极,越过受损的感音毛细胞,直接电刺激耳蜗螺旋神经节细胞,产生的神经冲动沿听觉通路传至各级听觉中枢,最后在大脑皮质引起听觉,从而使重度或极重度感音神经性聋患者获得或者恢复听觉。内耳畸形曾是人工耳蜗置入的禁忌,近年来随着对内耳畸形的逐步了解,人工耳蜗产品的成熟、置入技术的进步以及经验的积累,许多曾被认为不适合进行手术的内耳畸形,如 Mondini 畸形、共同腔畸形等已不再是人工耳蜗置入手术的禁忌,使更多的耳聋患者从中受益。

5.听觉和言语训练(auditory and speech training) 听觉训练是借助助听器或置入人工耳蜗后提高或获得听力,通过长期有计划的声响刺激,逐步培养患者聆听习惯,提高听觉察觉、听觉注意、听觉定位及识别等方面之能力,使聋儿逐渐适应日常各种声音,步入有声社会。言语训练是依据听觉、视觉与触觉等之互补功能,借助适应的仪器,以科学的教学法训练聋儿发声、读唇,进而理解并积累词汇,掌握语法规则,灵活准确表达思想感情。研究表明,接受人工耳蜗置入的患者需要相当一段时间才能获得最大限度的听觉言语康复。适当的听觉言语训练促使患者达到最佳的康复效果。

(五)预防

1.广泛宣传杜绝近亲结婚,开展遗传学咨询活动,积极防治妊娠期疾病,减少产伤。

2.在完善基因诊断的基础上,开展遗传性聋的产前诊断。

3.大力推广新生儿听力筛查,努力做到早期发现婴幼儿耳聋,尽早干预,在人工耳蜗置入前尽早佩戴助听器,做听觉言语训练。

二、后天性聋

(一)定义

后天性耳聋是相对于先天性聋而言的,指出生后、生长发育过程中听觉系统受各种病变因素影响所引起的耳聋。部分后天性聋亦有遗传因素参与,本节主要介绍后天性非遗传性感音神经性聋。

(二)分类及特点

1.老年性聋 因听觉系统老化而引起的耳聋,是一种衰老(aging)现象,是人体老化过程在听觉器官中的表现。故将在老年人中出现的、并可排除其他致聋原因的耳聋称为老年性聋。听觉器官的老年性退行性改变涉及听觉系统的所有部分,以内耳最明显。老年性聋的病理变化比较复杂,Schuknecht(1974)根据老年性聋的病理变化将本病细分为老年感音性、神经性、血管纹性(代谢性)与耳蜗"传导"性(机械性)聋四类。临床上所见老年性聋的发病机制不仅包括听觉系统衰老的生理和病理过程,还与每一个体在其过去的生命历程中所经受的各种环境和社会因素的综合影响有关。临床表现的共同特点是不明原因的双侧对称性感音神经性聋,起病隐匿,由高频向语频缓慢进行性加重,伴高调持续耳鸣,言语识别率明显降低。

2.耳毒性聋(ototoxic deafness) 指误用某些药物或长期接触某些化学制品所致的耳聋。已知有耳毒性的药物近百种,常用者有氨基糖苷类抗生素,如链霉素、卡那霉素、庆大霉素等;水杨酸类止痛药;奎宁、氯喹等抗疟药;某些抗肿瘤药,如长春新碱、氮芥、顺铂、卡铂等;呋塞米等襻利尿药;抗肝素化制剂保兰勃林;铊化物制剂反应停等。另外铜、磷、砷、苯、一氧化碳、二硫化碳、四氯化碳、酒精、烟草等中毒也可致耳聋。这些药物与化学制品无论全身或局部以任何方式应用或接触,均有可能经血循环、脑脊液或窗膜等途径直接或间接进入内耳损害听器官。

药物对内耳的损害机制尚未彻底查明,除取决于药物本身的毒性、剂量、疗程外,与个体敏感性关系颇大,后者有某些家族遗传性。许多耳毒性药物同时具有肾毒性。肾功能不全者,药物因排泄不良而致血浆浓度升高,进入内耳者也相应增多。药物进入内耳首先损害血管纹,血-迷路屏障遭到破坏,使药物更容易进入内耳。进入内耳的药物还能使内淋巴囊受损,致其吸收与排出减少。药物在内耳高浓度长时间聚集,终将使听和前庭诸感觉上皮的毛细胞、神经末梢、神经纤维、神经元细胞等发生退行性变。临床上耳聋、耳鸣与眩晕、平衡紊乱共存。耳聋呈双侧对称性感音神经性,多由高频向中、低频发展。前庭受累程度两侧可有差异,与耳聋的程度亦不平行。症状多在用药中始发,更多在用药后出现,停药并不一定能制止其进行。前庭症状多可逐渐被代偿而缓解。耳聋与耳鸣除少数早发现早治疗者外,多难完全恢复。化学物质中毒致聋的机制也不详,受损的部位多在蜗后,常同时累及前庭功能。临床上均有耳鸣、耳聋与眩晕,一般为暂时性,少数为永久性。

3. 感染性聋(deafness due to infective disease) 是指致病微生物(如病毒、细菌、真菌、螺旋体、衣原体、支原体等)感染,直接或间接地引起内耳病损,导致单耳或双耳不同程度的感音神经性聋,可伴有前庭功能障碍。其多由急、慢性中耳炎及其并发症引起,亦可由全身或邻近感染如腮腺炎、脑膜炎等引起。导致感染性聋的两大主要途径包括:①中耳局部的病原体或其毒素经前庭窗、蜗窗进入内耳其他部位的病原体或毒素经血液循环到达内耳。中耳急性炎症期,圆窗膜和前庭窗膜渗透性增大,局部的毒素和炎症介质易由此进入内耳。致病微生物以病毒和细菌感染较常见。继发于细菌性脑膜炎的感染性聋,易造成内耳不可逆的纤维化和骨化,至今仍为感音神经性聋的主要原因之一。随着社会的进步,经济、卫生条件的改善,许多感染性疾病已被消灭,或基本得到控制,由此而引起的感染性聋已大为减少。其临床特点表现为单侧或双侧进行性聋,伴或不伴前庭受累症状。此种耳聋,回顾病史一般为耳聋前有明确的感染病史。有的耳聋程度轻,或只累及高频,或被所患传染病的主要症状掩蔽而不自觉,待到传染病痊愈后方被发现,届时与传染病之间的因果关系常被忽视。

4. 特发性突聋(idiopathic sudden deafness) 指原因不明突然发生的感音神经性聋。目前认为本病的发生与内耳供血障碍或病毒感染有关。少数颞骨病理学研究显示:患耳螺旋器和血管纹有不同程度萎缩,螺旋神经纤维与前庭诸感觉上皮细胞减少,与病毒性迷路炎的病理改变相似。临床上以单侧发病多见,偶有两耳同时或先后受累者。患者多能准确叙述发病时间及情形,耳聋于数小时或数日内迅速达到高峰。一般在耳聋前先有高调耳鸣,约半数患者有眩晕、恶心、呕吐及耳周围沉重、麻木感。听力损害多较严重,曲线呈高频陡降型或水平型,可有听力曲线中断。前庭功能正常或减低。有自愈倾向,但多数病例不能获得完全恢复。

5. 噪声性聋(noise induced deafness) 是由于长期遭受噪声刺激所引起的一种缓慢进行的感音神经性聋。主要表现为耳鸣、耳聋,纯音测听表现为 4kHz 谷形切迹或高频衰减型,亦可出现头痛、失眠、易烦躁和记忆力减退等症状。其耳聋程度主要与噪声强度、暴露时间有关,其次与噪声频谱、个体差异亦有一定关系。有人发现 2～4kHz 的噪声最易导致耳蜗损害。其早期典型的听力曲线为 4kHz 处呈 V 形下降。随着病情加重,周围频率逐渐受累,在 3～

6kHz 或 2～8kHz 之间的听力也下降,听力曲线呈 U 形,晚期出现全频率下降,但高频区仍甚于低频区,听力曲线呈下降型。

6. 自身免疫性聋(autoimmue deafness)　是侵犯耳蜗及蜗后的自身免疫性疾病,由美国学者 McCabe 在 1979 年首次提出。此类患者机体产生了抗内耳组织抗体或内耳组织的抗原发生了改变,机体免疫系统对内耳组织产生异常免疫反应造成耳蜗感觉及神经结构的变化,导致感音神经性聋。既可表现为器官特异性(无其他器官受累)的原发性内耳损伤,又可以是伴随某些系统性自身免疫病而出现的内耳受累症状。多发于青壮年,主要为进行性、波动性听力减退,可以是蜗性,也可以是蜗后性,可双耳发病亦可单耳发病,双耳可同时或先后发病,一半以上伴有耳鸣,少数可出现面神经麻痹,可伴有眩晕,病程可持续数周、数月或数年。抗内耳组织特异性抗体试验、白细胞移动抑制试验、淋巴细胞转化试验及其亚群分析等有助于诊断。患者常合并有其他自身免疫性疾病,环磷酰胺、泼尼松等免疫抑制药疗效较好,但停药后可复发,再次用药仍有效。

7. 创伤性聋(traumatic deafness)　头颅闭合性创伤,若发生于头部固定时,压力波传至颅底,因听骨惯性引起镫骨足板相对动度过大,导致迷路震荡、内耳出血、内耳毛细胞和螺旋神经节细胞受损;若创伤发生于头部加速或减速运动时,因脑与颅骨相对运动引起脑挫伤或听神经的牵拉、压挤和撕裂伤。临床表现多为双侧重度高频神经性聋或混合性聋,伴高调耳鸣及眩晕、平衡紊乱。症状多能在数月后缓解,但难以完全恢复。颞骨横行骨折时,骨折线常跨越骨迷路或内耳道使其内含的诸结构受伤害,发生重度感音神经性聋以及眩晕、眼震、面瘫和脑脊液耳漏等。潜水人员由于上升出水时减压过快,耳蜗微循环障碍、代谢紊乱,继之累及听和前庭感觉上皮,导致潜涵性聋(caisson deafness)。爆炸时强大的空气冲击波引起中耳和内耳各种组织结构的损伤,引起眩晕、耳鸣与耳聋(爆震性聋此外,常与可听声混在一起的次声(infrasound),放射线和微波辐射等物理因素也可使中耳和(或)内耳致伤,引起感音神经性或混合性聋。

8. 全身系统性疾病引起的耳聋　某些全身及其他系统与器官的慢性疾病可以引起感音神经性聋。高血压与动脉硬化最为常见。其致聋机制尚不完全清楚,可能与内耳供血障碍、血液黏滞性升高、内耳脂质代谢紊乱等有关。病理改变以血管纹萎缩、毛细胞散在性缺失、螺旋神经节细胞减少为主。临床表现为双侧对称性高频感音性聋伴持续性高调耳鸣。糖尿病性引起耳聋的发病机制有内耳的血管病变学说和听神经的神经炎两种学说。耳聋多为两侧对称性感音神经性聋,可为蜗性聋,亦可为蜗后性聋,或两者兼而有之。以高频听力下降为主,可以缓慢进行性出现,也可以以突聋的形式出现。除此之外,慢性肾病、甲状腺功能低下、白血病、红细胞增多症、镰状细胞贫血、巨球蛋白血症、结节病、组织细胞病、多发性结节性动脉炎等多种疾病都可能导致感音神经性聋。

9. 其他　能引起感音神经性耳聋的疾病尚有很多,较常见者如梅尼埃病、耳硬化、小脑脑桥角占位性疾病、多发性硬化症等。

(三)诊断及鉴别诊断

全面系统地收集病史,详尽的耳鼻部检查,严格的听功能、前庭功能和咽鼓管功能检测,必要的影像学和全身检查等是诊断和鉴别诊断的基础。客观的综合分析则是其前提。

（四）治疗

感音神经性聋的治疗原则是恢复或部分恢复已丧失的听力，尽量保存并利用残余的听力。

1.药物治疗　因致聋原因很多，发病机制和病理改变复杂，且不尽相同，故迄今尚无一个简单有效且适用于任何情况的药物治疗方法。目前多在治疗原发疾病的同时，尽早联合使用扩张内耳血管的药物、溶栓药物、营养神经的药物及糖皮质激素类药物。

2.助听器（hearing aid）和人工耳蜗置入（cochlear implant）　对于药物治疗无效或者治疗后仍未达到实用听力者，视情况可考虑佩戴助听器或行人工耳蜗置入。

（五）预防

1.提高生活水平，防治传染病，锻炼身体，保证身心健康，减慢老化过程。

2.严格掌握应用耳毒性药物的适应证，尽可能减少用量及疗程，用药期间要随时了解并检查听力，发现有中毒征兆者尽快停药治疗。

3.避免颅脑损伤，尽量减少与强噪声等有害物理因素及化学物质接触，戒除烟酒嗜好，加强个体防护观念及措施。

第六节　耳硬化症

一、定义

耳硬化症是原发于骨迷路和镫骨的局灶性病变，在骨迷路包囊内由一个或数个局限性的、富于血管的海绵状新骨代替原有的正常骨质，故又称"耳海绵化症"（otospongiosis），此新骨可再度骨化变硬。本病由意大利解剖学家、外科医生 Antonio Maria Valsalva 于 1735 年最先报道。1912 年，Siebenmann 发现该病的病理基础为骨海绵样改变，并将其命名为"耳海绵化症"。对身体其他部位骨骼的病理研究显示本病只发生在颞骨，故称为"耳硬化症"，该病变进一步发展可引起传导性耳聋或感音神经性耳聋。

不引起临床症状的纯骨迷路组织学病变，称为"组织学耳硬化症"（histological otosclerosis）；若病变扩展，侵及环韧带，使镫骨活动受限或固定，出现进行性传导听力损失者，称为"临床耳硬化症"（clinical otosclerosis），也称"镫骨性耳硬化症"（stapedial otosclerosis）。临床耳硬化症在一般人群中不超过 0.5%，而组织学耳硬化症却普遍存在。大规模无选择性尸检研究表明，无临床表现的组织学耳硬化症检出率为 8%～11%；若病变发展，侵及耳蜗甚至内听道，引起耳蜗损害或听神经变性，出现感音神经性聋，则称"耳蜗性耳硬化症"（cochlear otosclerosis）。"镫骨性耳硬化症"和"耳蜗性耳硬化症"可同时存在而呈现混合性聋。

二、流行病学

本病在高加索人种中高发，非洲人、亚洲人及美洲土著人发病率较低。高加索人种的临床耳硬化症在一般人群、有听力下降者群及有传导性聋的患者中的发病率分别为 0.3%～

0.4%,5%～9%及18%～22%。在高加索人群中,本病的发生具有明显的家族聚集性,患者家庭成员发病的概率为20%～25%,正常人群中本病的发病率仅为0.3%。中国人群耳硬化症发病比例更低。白种人男女发病比例不同:女性为12%,男性为6.5%。耳硬化症的发病年龄集中于15～40岁,75%为双侧发病。需要强调的是儿童耳硬化症在临床上是不存在的。

三、病因

尽管过去几十年对耳硬化症进行了集中研究,但其发病机制依然不甚明了。各国学者推测器官易感性、病毒感染、遗传学、炎症反应、自体免疫、环境、激素等因素与耳硬化症发生发展都有一定的相关性。

1.内分泌学说　女性患病的概率是男性的2～3倍,提示性激素可能参与了本病的发生。雌激素和黄体酮分泌增加与其他雌激素－黄体酮－泌乳素系统疾病一样可能在耳硬化症的发生和进展中起到一定作用。雌激素降低了破骨细胞对细胞核因子 κB 受体活化因子配基(receptor activator of nuclear factor kappa B ligand,RANKL)的反应性,并下调了破骨细胞的细胞凋亡。雌激素和黄体酮是泌乳素释放的强力刺激因子。在生理和病理状态下的高泌乳素血症表现为骨密度降低。最新数据表明,催乳素降低骨骼保护因子(osteoprotegerin,OPG)水平,提高 RANKL 表达。雌激素诱发的高泌乳素血症可以通过封闭 OPG 保护系统而对抗雌激素的保护作用。这或许可以解释为什么口服避孕药疗法和激素替代疗法可能增加耳硬化症和前庭疾患的风险。与妊娠及哺乳相关的高泌乳素血症可能是多次妊娠增加耳硬化症发病风险的基础。Shambaugh(1960)统计的2 000例病例中女性占68.7%,其中的475位妇女患者中,似由妊娠诱发听力减退的占8%,听力在妊娠期进一步下降的占42%,其余50%未发现妊娠与听力减退之间的关系。

2.遗传学说　耳硬化症在不同种族(家系)中发病率存在明显差异,故认为其发病与遗传有关。在高加索人群中,一半以上的耳硬化症患者存在家族史。近年来,许多学者认为耳硬化症是常染色体显性遗传,也有学者认为不排除常染色体隐性遗传的方式。经过大量的遗传学分析和研究,耳硬化症的责任基因尚未找到,提示此病由多基因致病的可能性较大。通过对耳硬化症家系进行流行病学调查研究,发现本病常染色体战性遗传不全外显率为40%～45%。基因连锁分析提示与耳硬化症相关的8个基因座(OTSC1－OTSC8)分别位于染色体15q、7q、6p、16q、3q、6q 和9p。尽管在临床相似性和遗传相关方面提示耳硬化症与骨发育不良存在流行病学相关性,但没有证据表明二者存在相同的遗传背景。相比于一般的单基因病,耳硬化症更多的被认为是一种复杂的骨重塑性疾病,进一步明确这些基因的特征可能有助于更好地理解耳硬化症的发病机制和遗传特征。

3.骨迷路成骨不全　自19世纪初以来,人们已经对耳囊内耳硬化症的组织学变化进行了深入研究,但是至今未能阐明耳硬化症的发病机制。独特的耳硬化症病灶似乎只出现在耳囊的骨性部位。耳硬化症的组织病理学特征包括灶性、溶骨性缺损,伴多细胞结构及血管形成,其在耳蜗区、迷路周围、卵圆窗附近、圆窗周围及镫骨底板的发生率分别为35%、15%、90%、40%和95%,镫骨足弓常因其与底板发育来源不同而免于受累。在活跃的耳硬化症病灶中存在大量的破骨细胞、多核巨细胞、成纤维细胞和增殖的内皮细胞。耳硬化症病灶的活动度可分为Ⅰ级(大部分活跃)至Ⅳ级(完全失活或愈合),分级的依据是细胞结构、成骨细胞与破骨细胞的比例、血管化程度及细胞外胶原蛋白基质的数量。病灶活动期、高度血管化的区域在苏木精－伊红染色时呈深蓝色。活动性耳硬化症病灶的一个重要特征是胶原纤维的编织纹理,这是一种完全不规则的、穿过耳硬化症病灶的十字形纹理。耳硬化症病灶继较早的活动期后可能是中间期和静止期,在这些阶段中组织学表现仅有很少或无法识别的病灶活动证据。Ⅳ期病灶中,破骨细胞消失,但成骨细胞或骨细胞依然存在于受累区域。血管区变窄或被并存的骨及板层骨闭塞,苏木精－伊红染色后呈粉红色或红色。在一些标本上,四期可能同时存在。已经发现镫骨固定的病理组织学类型、听力学异常与听力下降持续时间之间存在很强的相关性。

耳硬化症病灶好发部位是骨迷路包囊,尤其是前庭窗区前方的前庭裂,内含组织纤维束,其周围有胚胎期的软骨残体,终身存在,并可在某种因素的作用下,静止的软骨残体或纤维束中可发生新的软骨或新骨形成,而成为耳硬化症的源头。

4.其他

(1)病毒感染:除了病理组织学检测到麻疹病毒及破骨细胞包含的病毒序列,更多的证据肯定了持续性病毒感染在耳硬化症中的作用。副黏液病毒感染与骨病有关,如 Paget 病。大量研究证明麻疹病毒感染可能是导致耳硬化症的病因之一。McKenna 等通过显微电镜扫描在耳硬化症破骨细胞中发现了类似于副黏液病毒微粒的多形性丝状结构。Arnold 等在耳硬化症外淋巴液中发现了麻疹病毒特异性抗体 IgG。在耳硬化症患者镫骨尸检中明确发现了麻疹病毒基质蛋白及核蛋白。在破骨细胞、成纤维细胞、胚性软骨细胞和增殖的内皮细胞上发现了大量麻疹病毒衍生蛋白,包括基质蛋白、融合蛋白和血球凝集素。与健康人群相比,耳硬化症患者血清中抗麻疹病毒 IgG 水平较低。不同的研究团队通过在耳硬化症镫骨底板上实施 RT－PCR 技术都发现了麻疹病毒 RNA。参照 Arnold 及 Niedermeyer 的研究,抗麻疹病毒疫苗似乎不但减少了镫骨手术的数量,同时推迟了耳硬化症患者需要接受手术的时间。总之,大量的证据表明耳硬化症是一种与麻疹病毒持续性感染有关的炎性疾病。

(2)结缔组织病:耳硬化症的免疫组织化学反应在 19 世纪 80 年代就引起了人们的注意。有数项报道明确表示耳硬化症与炎症反应、胶原表达紊乱以及受累区域出现病毒受体、抗原等有关。Niedermeyer 等研究了耳硬化症组织中不同类型胶原的表达模式,发现胶原蛋白Ⅳ、Ⅴ在耳硬化症中表达增强。此外,相比于其他骨性病变(如骨发育不全),耳硬化症过度表达Ⅰ型胶原蛋白。另一方面,之前被认为与耳硬化症相关的Ⅱ型胶原蛋白,在耳硬化症患者与健康对照者之间却没有明显的差异。其他研究小组通过免疫组织化学方法,检测了活跃的耳硬化症病灶中破骨细胞表面的 CD^{3+}、CD^{4+}、CD^{8+},T 细胞,$C_3 \sim C_{5a}$ 补体和 β_2 微球蛋白,确定了慢性炎性反应及持续骨破坏在耳硬化症发病机制中的作用。部分学者认为,Ⅱ型胶原的自身免疫反应是发生耳硬化症的主要病因。

四、病理

主要病理改变为骨迷路内形成的海绵状新骨替代了正常骨质。在活动期耳硬化症病灶中,成骨细胞和破骨细胞同时存在,可以观察到成骨细胞介导的骨形成及破骨细胞引起的骨分解,同时出现的还有血管、纤维细胞及组织细胞增生。Schuknecht 和 Barber 判断活动期耳硬化症的标准如下:①出现细胞质增多的非骨质区域。②观察到骨吸收或新骨形成。③血供增加,黏膜层的纤维组织增生。④嗜酸染色阳性。Lim 等将本病分为 3 种类型:细胞型、纤维型和硬化型。细胞型特点:单核细胞、巨噬细胞、成骨细胞和破骨细胞聚集、激活;纤维型特点:骨的广泛纤维化;硬化型特点:骨细胞贫乏或缺失。

耳硬化症卵圆窗前缘受累最早,镫骨底板固定通常始于环韧带钙化,随之卵圆窗与镫骨底板融合,镫骨活动受限甚至消失。圆窗龛、耳蜗顶转和中转等部位亦可受累,包括卵圆窗后缘、内听道后壁及前壁、耳蜗导水管周围骨质、半规管周围骨质以及镫骨底板等。广泛的卵圆窗及镫骨底板受累的概率为 7%~11%。Chole 和 Mckenna 发现活跃期病灶破骨细胞活动增强,而静止期病灶海绵状新骨的形成增多。Chevance 等观察到破骨细胞位于病灶的中心区域,认为破骨细胞在骨吸收中只发挥次要作用。Causse 等在活动性耳硬化灶的边缘发现含有溶酶体的组织细胞,显示这些细胞处于被水解的过程中。此外,在镫骨切除患者的淋巴液中发现溶骨酶,提示水解酶和溶骨酶在耳硬化症的发生中发挥了重要的作用。

Guild 提出镫骨底板固定导致听力下降,某些病灶甚至可以累及整个内耳。增生活跃的海绵状新骨往往被不活跃的硬化灶包绕,中间以模糊的边缘带间隔,Manasse 称该边缘带为耳硬化早期病变。在康复阶段,尽管存在一些紊乱的致密骨及局部小血管,但骨质不再吸收。

Gussen 报道耳硬化病灶中可见到螺旋韧带毛细血管及毛细血管周围间隙缺失、耳蜗囊性骨侵蚀、被增宽的骨内膜分隔的螺旋韧带与深部骨面,从而导致螺旋韧带萎缩、纤维化、增厚,与骨内膜骨表面邻近的部位容易发生以上病理改变。破骨作用可导致邻近耳蜗骨内膜的螺旋韧带细胞减少。Lindsay 和 Beal 报道在耳硬化病灶中能够观察到玻璃样变性和螺旋韧带增厚,但在邻近的区域没有观察到螺旋韧带的玻璃样变性。Parahy 和 Linthicum 发现耳蜗骨内膜的受累程度及螺旋韧带的玻璃样变性与神经性耳聋直接相关,证实了活动期耳硬化病灶可分泌某种物质进入螺旋韧带,与外周听神经相互作用,导致感音神经性耳聋。如耳硬化症病灶为硬化型,骨导阈值和气骨导差结果会更差。气骨导差是由环韧带的狭窄及缺失程度决定的。感音神经性耳聋目前只在广泛的多病灶性耳硬化症患者中出现。Schuknecht 和 Barber 发现神经性耳聋的听力损失程度与骨内膜层的受累范围及硬化灶大小、活动度及位置无直接相关。Hinojosa 和 Marion 发现耳硬化症患者周围感觉神经元退行性变的模式与老年性耳聋相似。

蓝障(blue mantles)是耳硬化症的早期表现,Lindsay 发现蓝障通常出现在耳硬化病灶内血管周围,Sorensen 认为蓝障是血管周围的次级骨单位,在普通的颞骨切片中也可观察到,因此,蓝障不应被认为是耳硬化症早期表现。蓝障出现在 59% 的临床耳硬化症颞骨标本、45% 的组织型耳硬化症颞骨标本中。与单病灶(42%)相比,它们在多病灶(60%)中更容易出现。

锤骨固定多源自锤骨上韧带及锤骨前韧带,最终导致鼓室上隐窝前壁与锤骨头融合,可能与先天畸形或慢性中耳炎相关,这类锤骨固定率为 1%~10%。

五、临床表现

临床以听力下降最常见,其次为耳鸣,个别患者伴有眩晕。

1.听力下降　缓慢渐进的传导性或混合性听力下降。起病隐袭,过程缓慢,因而患者常不能准确描述起病时间。听力下降多起自 20 岁,也有极少数始于 45 岁以后,罕见儿童期发病的耳硬化症。听力下降多为双侧同时起病或先后发病,两侧听力损失程度可以相同或不对称。单侧耳硬化症患者较少见,为 10％～15％。患者常历经数年或十余年后其听力下降程度才严重影响交流,部分患者存在阶段性稳定期,但可因妊娠、分娩、全身情况变化而加重。

临床上,耳硬化症患者多表现为典型的传导性聋,当镫骨完全固定时,听力不再下降。如病变进一步侵及耳蜗、内听道影响感音功能,则听力损失可进一步发展为混合性聋。耳蜗性耳硬化症则表现为感音性聋。

2.耳鸣　是患者主诉的第二常见症状,发生率为 25％～80％。耳鸣与听力下降同时发生者占多数,少数患者耳鸣可出现于听力下降之前或之后。耳鸣一般以低调性耳鸣为主,高调耳鸣常提示耳蜗受侵。耳鸣可为持续性或间歇性。

3.韦氏误听(亦称闹境返聪)　指患者在嘈杂环境中的听觉反较安静环境中为佳,其原因是对话方在噪声环境说话时需提高声音以超过本底噪音,而耳硬化症患者由于听阈提高,恰将噪声滤过,故产生噪声环境下听力提高的感觉。耳硬化症者韦氏误听出现率为 20％～80％。一旦耳蜗明显受累韦氏误听现象即消失。

4.眩晕　若病灶侵犯前庭神经或因病灶刺激前庭的神经上皮即可发生眩晕。发作类似良性阵发性位置性眩晕,发生率较低,前庭功能检查可正常。

六、辅助检查

1.耳部检查　可见外耳道宽大、清洁,外耳道皮肤菲薄,鼓膜完整、标志清楚,可稍显菲薄,多数无炎症和穿孔残迹。少数患者在鼓膜后部隐现淡红色,为鼓岬黏膜血管增生、扩张、充血的表现,称 Schwartz 征,多见于年轻人及伴有硬化灶侵及耳蜗的患者。

2.听力检查

(1)音叉检查:呈 Bezold 三征:气导缩短;Rinne 试验强阴性(骨导明显长于气导);骨导延长。Gelle 试验常被用于试验镫骨是否固定:镫骨活动时呈阳性;若镫骨固定则呈阴性,但鼓膜活动不良、听骨链中断及砧镫关节或锤骨固定亦可出现阴性。临床常用 256Hz 或 512Hz 音叉进行检查。

(2)纯音听阈:检查结果和镫骨固定程度及有无耳蜗受累有关。病变早期镫骨尚未完全固定,则气导曲线呈上升型,以低频气导下降为主;若镫骨完全固定但未合并耳蜗病变,则所有频率的气导听力降至 60dB,气骨导差大于 45dB,呈平坦型曲线。超过半数的患者骨导曲线可出现 Carhart 切迹,即骨导曲线在 0.5～4kHz 间常呈 V 型下降,以 2kHz 下降最多,可达15dB。如病变累及耳蜗,则表现为混合性聋,气导听力下降可超过 60dB,骨导损失以高频为主,曲线由正常的平坦型变为下降型。

(3)声导抗测试:鼓室导抗图早期为 A 型,随着镫骨固定程度加重,鼓膜活动受到一定的限制,可出现低峰的 As 型曲线,镫骨肌反射消失。

七、诊断及鉴别诊断

根据病史、家族史、症状及客观检查,诊断典型的耳硬化症不难。凡双侧非对称性进行性传导性聋、鼓膜正常或 Schwartz 征阳性、咽鼓管功能良好、Gelle 试验阴性、鼓室导抗图 As 型、镫骨肌反射消失者,可做出临床耳硬化症初步诊断。但值得注意的是伴有中耳病变的耳硬化症(如慢性化脓性中耳炎、黏连性中耳炎、鼓室硬化、听骨链固定或中断等),常被其原发病症状掩盖,诊断较为困难,此时可根据缓慢进行性传导性耳聋史做出疑似诊断,并在手术探查后确诊。

需与本病鉴别的疾病有:先天性前庭窗未育症、先天性听骨畸形或固定、黏连性中耳炎、分泌性中耳炎、鼓室硬化、Paget 病和 Van der Hoeve(以耳聋、蓝巩膜、骨质易碎为特征)综合征。主要依据流行病、听力学与颞骨影像鉴别。

鉴别耳蜗性耳硬化症比较困难,本型耳硬化症的特点是与年龄不成比例且无其他原因可以解释的感音神经性聋。对无明显原因的中、青年的感音性聋患者,如有耳硬化症家族史、Schwartz 征阳性、鼓室导抗图 As 型、言语识别率降低者应行高分辨率颞骨 CT 检查,如 CT 片显示迷路或内听道骨壁上有硬化灶者,可考虑为耳蜗性耳硬化症,并在术中进一步求证。

八、治疗

对本病的处理策略应为外科治疗为主的综合干预。

1. 保守治疗　基于自体免疫-炎症特征以及疾病发病机制相关骨代谢,可考虑在耳硬化症较早的活跃期应用抗耳硬化症、免疫抑制、抗炎因子类药物。非甾体类抗炎症药物(NSAID)中,吲哚美辛(消炎痛)在 II 型胶原诱导型耳硬化症的大鼠模型中显著降低了胶原酶产生和骨吸收。在局限性骨吸收、压缩的 gerbilbulla 模型中,吲哚美辛(消炎痛)也抑制了破骨细胞的数量和骨吸收的面积。

对初期耳硬化症细胞培养物使用地塞米松治疗降低了 DDST 活性和 IL-6 表达水平,在自身抗体阴性人群中应用糖皮质激素治疗耳硬化症的效果可能更加突出。鼓室内地塞米松注射可能提高瞬时诱发耳声发射。

由于 TNF-α 等促炎细胞因子在耳硬化灶中大量表达,局部或全身应用抗-TNF 生物制剂可能成为治疗伴感音神经性耳聋的耳硬化症的一种选择。

考虑到骨代谢的调节方式,双膦酸盐是 BMP 合成的潜在的抑制药。有一些临床证据表明双膦酸盐在早期耳硬化症(治疗)中有效。此外,降钙素、维生素 D 都可能使耳硬化症患者受益。

氟化钠和其他氟化衍生物是潜在的病理性骨重塑的拮抗药,通过分子途径降低破骨细胞活性和连续的骨质溶解。氟化盐是一种潜在的治疗早期耳硬化症的候选药物。然而,氟化物治疗存在较大的不足,因为氟化钠可能剂量要>60mg/d 才能获益,该剂量可能有严重的副作用,包括肾衰、肝衰和心衰、骨发育障碍、椎管狭窄和其他。下列情况可考虑应用:①耳蜗型耳硬化症。②患者拒绝做或不宜做镫骨手术的临床型耳硬化症。③骨导听力甚差的混合性聋(耳硬化症),病变广泛,发展迅速,且有 Schwartz 征的恶性耳硬化症。

重组 OPG(OPG-Fc)治疗在短期治疗早期耳硬化症时也有较强的抗骨质溶解的作用。对炎性背景下的耳硬化症,削弱 RANK 介导的骨质溶解、保持正常骨重塑具有潜在的应用前景。

2.手术治疗 早在19世纪,Kessel就开展了镫骨活动术,此后陆续出现了镫骨撼动术和镫骨摘除术、人工镫骨植入术等,目前耳硬化症的治疗仍以手术为主,通过手术矫治因镫骨固定而造成的传音障碍,以恢复或改善听力,早、中期效果良好,晚期较差。

适应证:凡镫骨型耳硬化症气导听力损失30dB以上,气骨导差15dB以上,言语识别率大于60%的13~80岁患者均可行手术治疗。双侧耳硬化症且骨导相等时选气导较差侧先行手术;双耳气导损失相等时选择骨导较好耳手术;双侧气、骨导损失均相等,则选择耳鸣较重、半规管功能低下侧先行手术;若患者位、听功能均相等,则选惯用耳的对侧手术。

禁忌证:外耳道炎症、鼓膜穿孔、咽鼓管功能不良,鼻腔及鼻咽部畸形炎症。心血管疾病或营养不良无法耐受手术。病灶发展迅速,出现重度感音神经性聋,气骨导差小于10~15dB。妇女月经期。小于10岁或大于80岁酌情手术。

可采用的术式包括镫骨全切除术、镫骨部分切除术、镫骨足板钻孔活塞安装术(机械钻孔或CO_2激光打孔)。无论采取何种镫骨手术,都必须满足3个解剖要求:①使固定的镫骨足板活动,或去除部分足板。②砧骨长脚与前庭窗之间需安装新的连接物,以重建中耳的传导系统。③确保外淋巴完全密封,避免中、内耳相通。

3.助听器 如患者有耳硬化症或其他类型的镫骨固定,且不适合镫骨手术,依然可以从合适的助听设备中获益。患者年龄越老,其因耳硬化症导致远期听力下降的可能性就越小。

第七节 分泌性中耳炎

一、定义

分泌性中耳炎(secretory otitis media,SOM)是以中耳积液、听力下降为主要特征的非化脓性炎性疾病。本病既往命名较为混乱,有渗出性中耳炎(otitis media with effusion,OME)、浆液性中耳炎(serous ototis media)、黏液性中耳炎(mucoid otits media)、卡他性中耳炎(Catarrhal otitis media)、非化脓性中耳炎(non—suppurative otitis media)等。中耳积液黏稠呈胶状者,称胶耳(glueear)。1991年,国家自然科学名词审定委员会将本病命名为分泌性中耳炎。但目前国内外文献中大多称为OME。本病可分为急性、亚急性和慢性3种。病程在3周以内为急性,3个月以上为慢性,3周至3个月为亚急性。慢性者多由急性期未得到及时、恰当的治疗,或由急性分泌性中耳炎反复发作、迁延所致。

二、流行病学

分泌性中耳炎是儿童的常见病,欧美调查发现,4岁儿童中50%~80%曾患分泌性中耳炎。我国分泌性中耳炎的发病率为10%~20%(1960,南京、重庆;2004,中国香港)。发病高峰介于1~2岁,7岁后发病率渐下降。研究表明,日间托管、遗传因素可能是导致OME的危险因素,母乳喂养、被动吸烟和经济状况与OME的关系存在争议。

三、病因

1.感染因素　文献报道OME积液中已分离培养出多种细菌、病毒,常见有流感嗜血杆菌、肺炎链球菌、卡他布兰汉球菌、β溶血性链球菌、金黄色葡萄球菌等。中耳积液细菌培养的阳性率差异较大(0~74.5%)。有研究发现OME持续时间越短,细菌检出机会越大。病毒可以单独或与细菌共同导致OME,常见有鼻病毒、呼吸道合胞病毒。

2.免疫反应　咽淋巴环为鼻咽部防御病原体的基本结构。腺样体的淋巴细胞可以识别、破坏鼻咽部的病原体,还可以产生效应和记忆淋巴细胞加强局部的免疫能力。此外,局部产生的分泌性抗体IgA以阻止病原体附着,减少鼻咽部细菌集落形成。研究表明反复发作中耳炎的儿童可能与缺乏分泌性IgA有关。早期中耳积液中含有大量中性多核白细胞,其表面有IL28受体,特异性结合后可导致细胞变形、脱颗粒、释放溶酶体和过氧化物,造成咽鼓管和中耳黏膜水肿,增加毛细血管通透性,破坏黏液纤毛输送系统,降低咽鼓管输送功能,致积液潴留于中耳腔。此外,上呼吸道病毒感染可引起鼻咽部IgE介导的免疫反应,在有变态反应家族史中的患者更易发生,极易影响咽鼓管功能。病毒除引起超敏反应外,对黏膜纤毛运动有显著的抑制作用,导致咽鼓管阻塞和黏液分泌增多。

3.咽鼓管因素　咽鼓管通过间断性主动开放,保持中耳与外界压力平衡。其功能状态与管周压力、软骨弹性、黏膜状态及表面张力有关。一般认为,咽鼓管功能障碍是OME的基本原因之一,腭帆张肌、腭帆提肌功能下降,则易影响咽鼓管开放,导致中耳负压。病态的腺样体与咽鼓管功能密切相关,表现在四个方面:腺样体肥大引起咽鼓管阻塞;腺样体肥大可阻塞后鼻孔,吞咽时鼻咽部压力增高,导致咽鼓管反流;腺样体作为病原体的"储蓄池",经咽鼓管逆行感染中耳;慢性鼻窦炎脓性分泌物刺激、慢性扁桃体炎等引起咽鼓管周围的淋巴组织增生,均可引起咽鼓管功能不良。

儿童咽鼓管处于发育阶段,管腔短、宽、平,相对较大,未形成弓形弯曲,与水平夹角只有10°~12°,鼻咽部炎症易侵入鼓室。此外,腭帆张肌、腭帆提肌收缩力差、咽鼓管软骨弹性差,当鼓室处于负压状态时,软骨段管壁易发生塌陷,致管腔狭窄或闭塞。

四、诊断

1.临床表现

(1)听力下降:急性发病前大多有感冒病史,以后听力逐渐下降,可伴有自听增强感。少数患者自诉听力在数小时内急剧下降,可能被误诊为"突聋"。慢性患者听力水平常有波动,有时头位变动可觉听力改善。儿童常表现为听觉迟钝或注意力不集中。婴幼儿则表现为对周围声音反应差,抓耳,睡眠易醒,易激惹。

(2)耳痛:急性起病时可有轻微耳痛;慢性者多在继发感染或合并感冒、上呼吸道感染、鼻窦炎急性发作时,方始出现耳痛。

(3)耳内闭塞感:为成年人常见症状,按压耳屏后这种闭塞感可暂时得以减轻。

(4)耳鸣:一般不重,为间歇性,如"劈啪"声。当头部运动或打哈欠、擤鼻时,耳内可出现气过水声。

(5)耳内溢液:见于少数患者,持续时间较短,仅数小时或 1 天左右,且流水前一般无耳痛。

2.辅助检查

(1)专科检查:鼓膜内陷,表现为光锥变短、分散或消失,锤骨短突明显外突,锤骨柄变水平,前后皱襞变明显。鼓膜呈粉红色或黄色、淡黄色油亮,透过鼓膜可看到液平面,此液面呈发丝状弧形线,称发线,当头位变动时此液平面保持水平位。有时可见到液体中的气泡。慢性者鼓膜增厚混浊色发暗,可呈乳白色或灰蓝色。

(2)听力检查:音叉及纯音测听多为传导性聋,听力损失以低频为主。

(3)鼓气耳镜:耳镜检查可以发现鼓膜的早期改变,鼓膜松弛部或紧张部周边有放射状扩张的血管纹。紧张部或全鼓膜内陷,可见鼓膜充血,内陷或外突,鼓室内的液平、气泡。改变外耳道的气压,可观察鼓膜的活动情况。与普通耳镜相比较,鼓气耳镜有着更高的敏感度和特异度。据 Takata 等对八项分泌性中耳炎的传统诊断方法的比较显示,鼓气耳镜对儿童分泌性中耳炎诊断的敏感度和特异度最高,其敏感度可达到 93.8%,特异度可达 80.5%。

(4)耳内镜检查:具有清晰、准确、直观的特点,临床已广泛使用。

(5)鼓室导抗图:声导抗测试是反映鼓室功能快速、有效的客观听功能检查方法。发病初始,咽鼓管功能不良或堵塞,中耳气体被吸收形成负压,鼓膜内陷,鼓室压峰压点向负压侧位移,以 C 形曲线多见。当病变逐渐进展,鼓膜内陷明显,峰压点越偏负值。当鼓室出现积液时,传音结构质量增高而使声导抗增高,鼓室动度增加,鼓膜和听骨链活动降低,声顺减弱,形成无峰的 B 型鼓室导抗图或 C 型鼓室导抗图,以及极少数 As 型鼓室导抗图。

(6)鼓膜穿刺或切开术:此方法主要是一种证实性诊断,鼓膜表面麻醉后,在耳内镜或显微镜下,于鼓膜前下方根据鼓膜大小做鼓膜切开或穿刺,若有浆液样或黏液样液体流出则可证实分泌性中耳炎。

(7)超声诊断:高频声波成像是一种安全准确的诊断方法,已在医疗界得到广泛应用。近年来,有人将超声诊断运用于分泌性中耳炎的诊断,Discolo 等认为耳超声波检查可清楚地显示出中耳的情况,并能区分出中耳积液的性状。

(8)颞骨CT扫描:可见鼓室内有均匀一致的高密度影,乳突气房内可见液平。颞骨CT扫描对于复杂、难治性分泌性中耳炎,了解咽鼓管走行过程中的状况,具有积极的意义。

3.诊断标准 鼓膜穿刺抽出液体是诊断分泌性中耳炎的金标准。

4.诊断注意事项

(1)灵活、熟练地使用鼓气耳镜,需要经过良好的训练。由于婴幼儿不能很好配合,以及鼓膜病变很细微,难免使检查结果受到影响,但就最新的研究表明,鼓气耳镜仍是初步诊断分泌性中耳炎最好的方法。

(2)鼓室导抗图能更客观地反映鼓室功能,可根据不同的年龄选用不同的探测音。

(3)一般认为,如鼓室导抗图为 B 型,结合临床可诊断为分泌性中耳炎。但是,新生儿出生后外耳和中耳结构发生了一系列的改变,如 1 岁以内婴儿外耳道大小和直径的增加,使其顺应性发生变化,导致外耳道共振增益和共振频率发生改变;出生后 6 个月内鼓膜到镫骨底板距离增加,乳突气化也增加,中耳腔的容积扩大,影响鼓膜顺应性和低频传导。此外,生后 5

个月中耳腔存在的羊水和间叶细胞逐渐消失,镫骨密度降低,听骨链关节之间和镫骨底板附着卵圆窗的紧密程度也在改变,也使得中耳总质量减少。因此,常规的226Hz探测音测试的鼓室图不能真实反映6个月内婴幼儿的中耳功能。Paradise提出,解释7个月以下儿童226Hz鼓室图时,"异常鼓室图"具有和年龄较长的受试者同样价值,而"正常"鼓室图缺乏诊断价值,因为正常的鼓室图也有可能存在中耳渗液。进行检查时,可根据不同的年龄选用不同的探测音,大于4个月患儿使用226Hz的探测音,小于4个月的患儿使用高频率的探测音,2岁儿童使用分析频谱和声反射检查。这样可使检查结果更加准确。但需要注意的是,B型鼓室图只反映中耳的阻抗,因此B型鼓室图并不代表中耳腔有积液。

(4)鼓膜穿刺或切开术是一种有创性检查,很难被家长所接受,目前在临床作为诊断手段应用得并不广泛,而且鼓室积液较黏稠也可能抽不出液体。

(5)超声诊断检查对操作技巧要求较高,因为如果探头与鼓膜接触则会造成疼痛,得不到患儿的配合;不与鼓膜接触又会影响探测结果。另外,探头的设计问题目前还是一个难题。

(6)患感音神经性聋的小儿合并分泌性中耳炎时,残余听力更为下降,常使原来佩戴的助听器失去作用,易漏诊。患感音神经性聋的成人合并分泌性中耳炎时,耳聋可于短期内加重,应仔细检查。

五、鉴别诊断

1.急性化脓性中耳炎

(1)临床表现:①耳痛:多数患者鼓膜穿孔前疼痛剧烈、夜不成眠;如为搏动性跳痛或刺痛,可向同侧头部或牙齿放射。鼓膜穿孔流脓后而痛减轻。②听力减退及耳鸣:病程初期患者常有明显耳闷、低调耳鸣和听力减退。耳痛剧烈者,听觉障碍常被忽略。有的患者可伴眩晕。③流脓:鼓膜穿孔后耳内有液体流出,初为血水脓样,以后变为脓性分泌物。④全身症状:轻重不一。可有畏寒、发热、倦怠、纳差。小儿症状较重,常伴呕吐、腹泻等消化道症状。一旦鼓膜穿孔,体温即逐渐下降,全身症状明显减轻。

(2)检查:①耳镜:起病早期,鼓膜松弛部充血,锤骨柄及紧张部周边可见放射状扩张的血管。继之鼓膜弥漫性充血、肿胀、向外膨出,正常标志难以辨识。如炎症得不到及时控制,可发展为鼓膜穿孔,可于穿孔处窥见搏动性亮点,为脓液溢出。坏死型者鼓膜迅速溶溃,形成大穿孔。②耳部触诊:乳突部可有轻微压痛,鼓窦区较明显。③听力检查:多为传导性聋,少数患者可因耳蜗受累而出现混合性聋或感音神经性聋。④血象:白细胞总数增多,多形核白细胞增加,鼓膜穿孔后血象渐趋正常。

(3)病理表现:感染初期,鼓膜呈明显的放射状血管充血、中耳黏膜充血及咽鼓管咽口闭塞,鼓室气体吸收变为负压,血浆、纤维蛋白、红细胞及多形核白细胞渗出,黏膜增厚,纤毛脱落,杯状细胞增多。鼓室内有炎性渗出物聚集,逐渐转为脓性,波及鼓膜,终致局部坏死溃破,鼓膜穿孔,导致耳流脓。若治疗得当,局部引流通畅,炎症可逐渐消退,黏膜恢复正常,小的鼓膜穿孔可自行修复。病变深达骨质的急性坏死型中耳炎可迁延为慢性。

(4)诊断:临床表现结合专科检查及实验室检查可确诊。

2.鼻咽癌 因为本病是鼻咽癌患者前来就诊的重要原因之一,故对成年患者,特别是一侧分泌性中耳炎,应警惕有鼻咽癌的可能。

(1)临床表现:①鼻部症状:一侧鼻堵,鼻出血,早期可仅有鼻涕带血或吸涕带血。②颈部肿块:半数以上的患者在确诊时已有淋巴结转移,不少患者以颈部肿物作为首发症状,肿块多位于颈侧部上方,质硬,活动度差。③脑神经症状:肿瘤可沿颅底向颅内侵犯,侵犯多个脑神经,一侧头痛和复视可于疾病较早期出现。④耳部症状:一侧耳闷、耳聋或反复耳堵塞感等。

(2)病理表现:①好发部位及大体形态:鼻咽癌常发生于鼻咽顶后壁,大体形态分为5种,即结节型、菜花型、黏膜下型、浸润型和溃疡型。②生长扩散规律:鼻咽癌的扩散有其规律性。较早期的鼻咽癌局限在鼻咽部,可称之为局限型。随着肿瘤的生长,癌肿可向邻近的窦腔、间隙和颅底直接扩散。结节型或菜花型肿瘤可向鼻咽腔内突出,而浸润型、黏膜下型和溃疡型多在黏膜下层生长。癌肿可长入鼻腔、口咽部,并可扩展到咽旁间隙、翼腭窝或侵入眼眶内。癌肿可直接向上方扩展,破坏颅底骨和脑神经。鼻咽癌的颈部转移是通过淋巴引流系统,而远处转移可通过淋巴系统再进入血液循环或癌细胞直接侵及周围血管,进入血液循环而转移至远处脏器。

(3)检查:①前鼻孔镜检查:仔细收缩鼻黏膜,经前鼻孔镜可窥到后鼻孔和鼻咽部。②间接鼻咽镜检查:方法简便、实用,应依次检查鼻咽的各壁。注意对照观察鼻咽顶后壁及两侧咽隐窝,凡两侧不对称的黏膜下隆起或孤立性结节应引起注意。③鼻内镜检查:进行检查时分别用1%麻黄碱、1%丁卡因收缩鼻腔黏膜、麻醉鼻道,然后将镜体从一侧鼻腔插入,边观察边向前推进,直至鼻咽部。本法简便易行,观察清晰、准确,发现病变后可直接行活检。④颈部活检:对已经鼻咽活检未能确诊的病例可进行颈部肿块活检。一般均可在局部麻醉下进行,术时应选择最早出现的硬实淋巴结,争取连包膜整体摘出,并切忌挤压。⑤细针穿刺抽吸:这是一种简便易行、安全高效的肿瘤诊断方法,近年来较为推崇。对疑有颈部淋巴结转移者可首先使用细针穿刺活检。

(4)EB病毒血清学检测:目前普遍应用的是以免疫酶法检测EB病毒的IgA/VCA和IgA/EA抗体滴度。前者敏感度较高,准确性较低;而后者恰与之相反。故对疑及鼻咽癌者宜同时进行两种抗体的检测,这对早期诊断有一定帮助。对IgA/VCA滴度≥1∶40和(或)IgA/EA滴度≥1∶5的病例,即使鼻咽部未见异常,亦应在鼻咽癌好发部位取脱落细胞或活体组织检查。如一时仍未确诊,应定期随诊,必要时需做多次切片检查。

(5)影像学检查:①CT检查:每例患者均应常规行鼻咽部CT扫描,了解局部病变扩展情况,对于确定临床分期以及制定治疗方案都极为重要。②磁共振成像检查:用SE法显示T_1、T_2延长高强度图像可以明确鼻咽癌及与周围组织关系。③B型超声检查:在鼻咽癌患者主要用于颈部、肝脏、腹膜后和盆腔淋巴结的检查,了解其转移情况等。

其他检查如骨扫描、PET-CT等,可根据患者的具体情况选用。

(6)诊断:EB病毒血清学检查、CT、MRI检查等可协助诊断,鼻咽部肿物活检并经组织病理学证实是确诊的金标准,但有时需要反复多次活检才能确定。

3.脑脊液耳漏　颞骨骨折、先天性内耳畸形并脑脊液漏而鼓膜完整者,脑脊液聚集于鼓室内,可产生类似分泌性中耳炎的临床表现。

(1)临床表现:耳内闷胀感、耳鸣、听力下降,头痛、头晕或有颅内感染的临床表现。咳嗽、低头、打喷嚏时耳内流水增多或由咽鼓管溢出。鼓膜穿孔时,可有清水样液体由外耳道流出。

(2)实验室检查:收集溢液检测其含糖量。

(3)影像学检查:颞骨 CT 可见骨质缺损,CT 脑池造影可显示瘘口位置。

(4)诊断:根据头部外伤史,鼓室液体的实验室检查结果及颞骨 CT 可资鉴别。

4.外淋巴瘘

(1)临床表现:多数患者有耳部外伤史、中耳手术史、中耳胆脂瘤,或有托举重物、剧烈咳嗽、用力擤鼻、用力大便等致使内耳压力突然升高的病史。可出现突发性感音神经性聋或不同程度听力下降、耳鸣及前庭症状。病变多累及一耳。并发于手术者多为术后出现波动性听力下降,听力损失一般不重。如瘘管不修复,听力损失会逐渐加重。鼓膜像可正常。

(2)专科检查:纯音测听测试后患者取患耳朝上侧卧位,30min 后,该体位下再次行纯音测听检查,听阈可降低。Tullio 实验可为阳性(高强度的低频声音刺激患耳可引起眩晕、恶心、呕吐以及头位移动和眼球震动等)。甘油试验阳性。-SP/AP 比值可升高。

(3)诊断:临床不多见,多继发于镫骨手术后,或有气压损伤史。瘘孔好发于蜗窗及前庭窗,耳聋为感音神经性或混合性。

5.胆固醇肉芽肿

(1)临床表现:亦称特发性血鼓室,中耳内有棕褐色液体,鼓室及乳突腔内有暗红色或棕褐色肉芽,内有含铁血黄素与胆固醇结晶溶解后形成的裂隙,伴有异物巨细胞反应,鼓膜呈蓝色或蓝黑色。

(2)影像学检查:颞骨 CT 片中见鼓室及乳突内有软组织影,少数有骨质破坏。

(3)诊断:结合临床表现和影像学检查。

6.黏连性中耳炎

(1)临床表现:患者既往多有中耳炎病史。主要症状为听力减退、耳鸣。

(2)检查:鼓膜检查可见鼓膜内陷或萎缩、增厚、瘢痕形成及钙化斑。原有鼓膜穿孔者,新生的鼓膜菲薄,呈半透明状。鼓气耳镜检查,鼓膜活动减弱或消失。听力检查呈传导性聋,重者可出现混合性聋。声阻抗-导纳测试的鼓室导抗图呈现低峰型(As 型)、B 型或鼓室负压型(C 型),镫骨肌反射消失,耳声发射消失,提示鼓膜和听骨链活动受限、咽鼓管功能不良。

(3)病理表现:化脓性中耳炎或分泌性中耳炎的病变损伤中耳黏膜时,可引起肉芽组织中的成纤维细胞产生新的纤维组织,或积液机化,可导致鼓室内壁黏膜与鼓膜黏连,甚至听骨链黏连固定。黏连多位于中鼓室后份,卵圆窗可部分或完全被封闭。组织学检查黏膜下为坚实的纤维组织,其内可有钙化或新骨形成,但比鼓室硬化少得多,两者病理很难区别。听骨亦可部分吸收至听骨链中断。

(4)诊断:黏连性中耳炎的病程一般较长,咽鼓管吹张治疗无效;鼓膜紧张部与鼓室内壁和(或)听骨链黏连,听力损失较重,声导抗图为 B 型、C 型或 As 型。

六、治疗

1.连续观察　分泌性中耳炎有一定的自愈率。2004 年美国儿童学会、家庭医师学会和耳鼻咽喉头颈外科学会发表的分泌性中耳炎的诊断和处理指南推荐,医师应严密观察尚无危险的患儿,从发病日或诊断日起,观察 3 个月。OME 能否自愈与病因和积液的时间有关。AOM 发作后遗留的 OME 患者,75%～90%在 3 个月内痊愈。约 55%的 OME 患者可在 3 个月时自愈。2 岁以上双耳 OME、病程在 3 个月以上患儿,在 6～12 个月时其自愈率约为 30%。过早的药物和手术干预并未使病程缩短,或听力损失减轻。在观察期间应对患儿严密监测,视情况定期复查。对非危险期的分泌性中耳炎患儿每 3～6 个月复查 1 次,直到渗液完全消失。若 OME 持续存在,患儿存在引起不良后果的风险,应考虑及时地干预。

2. 咽鼓管吹张　研究发现,较之不进行任何治疗,应用波氏球治疗 2 周～3 个月后,本病症状得到改善,但部分儿童应用波氏球治疗有困难。对能配合的儿童波氏球鼓气每日 1 次,7d 为 1 疗程,一般 2 个疗程并配合其他治疗方法,可获得较好疗效。成人可用内镜下导管吹张法,同时将泼尼松龙(Prednisolone)从导管注入咽鼓管及其周围,隔日 1 次,可减轻局部水肿和渗出。

3. 药物治疗

(1)抗生素:自 1958 年 Senturia 等在 40%的中耳积液中检出致病菌以来,OME 属于无菌性炎症的观点被推翻,抗生素成为常规。新近的美国儿童及婴幼儿 OME 临床指南认为抗生素药物疗效短暂而有限,副作用多,不推荐长期使用抗生素治疗。因此抗生素的使用时机应在疾病的急性期,由于难以得到中耳液体的细菌学结果,可参考大样本的细菌学调查结果来选用抗生素。目前常用的药物有头孢呋辛、红霉素、头孢克洛等,成人一般 3～5d 即可,小儿可持续 1 周,不超过 2 周。用药时间过长可出现耐药性、真菌的二重感染等后果。

(2)皮质类固醇激素:皮质类固醇激素作用有抗炎、抗水肿、减少渗出。目前用于治疗 SOM 的疗效报道较多,主要以鼓室内注射地塞米松和糜蛋白酶为主,口服治疗并未被作为常规推荐。成人用药时应注意有无高血压或糖尿病等,避免药物的副作用。

(3)抗组胺药物、鼻用激素、黏液溶解剂、黏膜促排剂等,目前应用广泛,有一定疗效,但有待循证医学证据。

4. 外科治疗

(1)鼓膜穿刺抽液:鼓膜穿刺抽液作为传统的外科治疗手段简便易行,目前在临床实践中仍在广泛运用。对于穿刺数次无效的患者应该停止继续反复穿刺,寻找可能的其他病因,考虑其他的治疗措施。

(2)鼓膜切开(造孔):在积液较黏稠,鼓膜穿刺不能将其吸尽者或经反复穿刺无效时,可行鼓膜切开术,目前临床上很少应用单纯鼓膜切开治疗 OME,多在鼓膜切开后行置管术。近年来激光造孔术较为盛行,但部分患者术后不到 2 周穿孔愈合,维持时间不够充分,影响疗效。

(3)鼓膜切开置管术:鼓室置管能长期保持气压平衡,减少杯状细胞和腺体的增生,防止过多的液体产生,并能间接促使纤毛运动的恢复,为咽鼓管功能的改善赢得时间。适应证包括:慢性分泌性中耳炎、中耳积液黏稠,或为胶耳,以及置管后取管,但又复发者。初次手术置管但患者伴有鼻部疾病或慢性腺样体炎时,可考虑同时切除腺样体。鼓膜切开置管其可能产生的后遗症包括鼓膜萎缩、穿孔、钙化、鼓室硬化及胆脂瘤形成等。通气管的留置时间不宜过短,对于成年人,且不伴有如慢性鼻窦炎等上呼吸道慢性疾病者,可以考虑半年后取管。而儿童患者,特别是合并慢性鼻窦炎、变应性鼻炎,或体质瘦弱,咽部肌肉(如腭帆紧张、咽帆提肌等)薄弱者,不宜过早取管,只要通气管在位、通畅,应在此时期内抓紧治疗伴发的疾病,在1年左右取管是适宜的,以免取管后复发,需再次置管,造成鼓膜创伤。

(4)咽鼓管逆行插管:随着内镜在鼻科的应用,咽鼓管逆行插管成为近年治疗 SOM 的一种新方法。机制是:鼻内镜引导下通过咽鼓管咽口将导管逆行插入鼓室内,在不损伤鼓膜的前提下达到抗炎消肿、减少渗出稀化排出黏液,以求恢复中耳压力平衡。近年有不少报道该方法配合鼓室内灌注一定药物对久治不愈的顽固性 SOM 收到较理想的治疗效果,尤其是咽鼓管咽口开放不良者。插管可以留置或不留置,可选用胶管或硬膜外麻醉导管。留置时间 7~10d,最长不超过 30d。但建议伴有鼻咽部急性炎症,重度鼓膜萎缩或出血性疾病者慎用此法。有学者对这种方法提出质疑,认为逆行插管不符合咽鼓管生理功能,有造成医源性咽鼓管异常开放的潜在危险,给患者带来不必要的痛苦。也有可能对咽鼓管,特别是其峡部造成机械性损伤,建议在推广应用之前尽可能地对其远期效果作仔细的随访观察和比较。

(5)鼓室探查及乳突切除术:对于反复发作、迁延不愈或怀疑鼓室黏连的病例有必要施行鼓室探查术、乳突上鼓室切除术。慢性 OME 患者行中耳乳突手术的适应证为:经过各种治疗(如药物、咽鼓管吹张、鼓膜穿刺抽液或中耳置管)无效;影像学检查显示鼓室、鼓窦及乳突气房内有大量积液或者有软组织影;病史较长,疑已经发展成中耳胆固醇肉芽肿者。完壁式(闭合式)乳突上鼓室切除加鼓室探查术可彻底清除病变,建立鼓室、鼓窦及乳突的通气引流,是治疗慢性分泌性中耳炎的有效方法。

(6)单纯腺样体切除:腺样体肥大或腺样体作为"病灶"致使咽鼓管功能障碍在部分 OME 的患儿是重要病因,如伴有鼻部疾病或慢性腺样体炎时;将腺样体切除后再实施药物治疗往往可收到良效,但部分患儿仍需进行鼓膜置管术。

(7)鼓膜置管+腺样体切除:分泌性中耳炎伴有鼻部疾病或腺样体肥大,影响患儿通气及咽鼓管功能,可考虑切除腺样体及鼓膜置管术。

特别要注意对治疗无效、反复发作、取管后复发的"难治性"分泌性中耳炎,仔细查找、分析病因,如成人鼻咽部早期黏膜下型的癌肿;作为"病灶"的残留腺样体;儿童患者伴有腺样体肥大、慢性扁桃体炎、鼻窦炎和变应性鼻炎等。积极采取针对性、个体化的治疗措施,多数能获得较好的治疗效果。

七、预防

1.减少造成 OME 的高危及诱发因素,减少被动吸烟,鼓励母乳喂养、均衡营养。

2.对儿童进行定期听力学监测,以便及早发现,积极治疗各种影响咽鼓管功能的疾病。

3.加强卫生宣教,增强体质,减少上呼吸道感染的发生。

八、治愈标准

1.临床症状消失。

2.纯音听阈恢复到 25dB 以内。

3.鼓室图为 A 型。

九、好转标准

1. 症状消失或明显减轻。
2. 鼓膜内陷改善。
3. 语频听力提高 10~15dB,未达到正常。
4. 鼓室图 B 型转为 C 型,或 C 型转为 A 型。

第二章　鼻部疾病

第一节　鼻先天性疾病

一、外鼻先天性畸形

(一)管形鼻

管形鼻系在鼻正常发生部位形成一外形呈象鼻样的组织团。管形鼻的管内不完全中空，呈圆柱状，突出或悬垂于面中部。此畸形常并发独眼，管形鼻突悬于独眼上方。管形鼻相对少见，特别是随着国家优生优育政策的落实，其发病率已大幅下降。

该畸形可能为鼻额突发育时，在其下缘两侧未出现正常的两个鼻窝，而是在其下缘中央部位出现一异位鼻窝，经异常发育而成。此异常发育有时可表现为额部下方或眉弓处长出一额外管形鼻。具有此畸形的胎儿一般不能存活，生存患儿应及早手术，以矫治畸形，主要是恢复鼻腔的通气功能。

(二)双鼻畸形

双鼻畸形即在面部中央正常鼻梁处形成两个平行鼻梁，共有 4 个前鼻孔，呈上、下或左、右排列。一般两外侧鼻腔具有正常鼻甲结构并与鼻咽部相通，内侧两鼻腔常为盲腔；上、下排列者上鼻腔常为盲腔。多伴有鼻梁、鼻翼、鼻孔及鼻中隔等畸形。

该畸形是在胚胎发育过程中，两侧鼻额突不协调，致其不能完全融合所致。广义上讲此畸形应为严重鼻裂的一种特殊类型，为鼻梁正中留有浅沟或深沟，将鼻裂为两部分。轻者可仅有鼻尖部裂开。此畸形均有鼻背增宽及内眦距增宽，裂沟常沿中线纵行，自眉间至中隔小柱凹陷，可合并鼻背皮肤瘘管、后鼻孔闭锁、唇裂或齿槽裂。

如果双鼻畸形伴严重呼吸障碍，幼儿期即可手术，主要改善鼻呼吸功能，但鼻部成形手术须到青春期后施行。轻者可在 5～7 岁进行手术矫治，既可使鼻部得到充分发育，也不至于过分影响小儿心理健康。病变局限在鼻尖者，可取鼻内切口，将距离较宽的两侧鼻大翼软骨内侧脚缝合拉紧即可。其余多采用鼻外进路。同一水平的双鼻畸形应将两内侧鼻腔切除，将双鼻合成单鼻。上下排列的双鼻畸形手术，应于上下鼻孔之间切开皮肤、皮下组织、软骨等双鼻间隔，使之合二为一，最后缝合鼻腔内外创缘。双鼻畸形手术在将双鼻合成一单鼻的同时，应根据鼻翼、鼻梁、鼻尖及鼻孔等处的畸形情况，利用周围皮肤进行修复。必要时用骨、软骨及医用硅橡胶等充填，以改善鼻外形。

（三）驼峰鼻

驼峰鼻又名驼鼻，为一种常见的外鼻畸形，此畸形多为先天性，鼻外伤也可导致此畸形发生。其特征为侧视可见鼻梁上有驼峰状隆起，多居于鼻骨与外鼻软骨交接处。驼峰鼻的程度以其相对高度衡量，即驼峰突出鼻梁基线平面以上部分的高度，它反应了驼峰的真实高度。驼峰鼻除形态异常外，并无功能影响。轻度者鼻形如棘状突起，发生在鼻骨与鼻背软骨交界处，有时鼻尖过长；重度者鼻梁宽大且成角突起，均多伴有鼻梁不直、鼻尖过长或向下弯垂呈"鹰钩状"，常有上颌骨轻度凹陷畸形所致的中面部塌陷。其先天性原因是由于鼻翼软骨发育过盛或过差，鼻中隔软骨、侧鼻软骨发育过盛造成。

驼峰鼻在西方美容患者中占相当大比例，而在东方人中比例相对较少。典型的驼峰鼻矫正术主要有鼻孔内进路和鼻孔外进路两种方式，现手术方式已在此基础上有较大改进，多采用鼻翼缘蝶形切口，此切口术野清楚，操作方便。具体手术原则如下：①对仅有棘状突起的轻度患者，可截除隆起过高的鼻骨，剪除过高的鼻中隔软骨；对合并鼻背宽大者，在鼻背的缺损区截断基的鼻骨或上颌骨额突，用手指在鼻外的两侧向中间挤压侧鼻软骨，使鼻梁恢复到正常的平直形态。②驼峰鼻如伴有鼻尖过长者，经缩短鼻中隔软骨前端即可达到矫正的目的；在鼻尖弯曲时，则需把弯曲的鼻翼软骨内脚剪平。

术中若过多切除鼻背的骨质及软骨，则易形成缩窄鼻。其他常见并发症为术后感染及继发畸形。较常见的继发畸形为鼻梁基底部呈阶梯状改变或两侧鼻背不对称，需在术后2周内鼻骨尚未纤维愈合之前做矫正。如已骨性愈合，应尽早考虑行二期手术。

（四）歪鼻

歪鼻为一较常见畸形，表现为鼻梁弯曲，鼻尖偏向一侧。根据其形态特征，一般将其分为"C"形、"S"形及侧斜形三种。根据病因则分为先天性和后天性，临床以后者居多，多由外伤所致；而前者多是由鼻部软骨发育异常所致。其常与鼻中隔偏曲或鼻中隔软骨前脱位同时并存。因此，矫正鼻中隔是矫正歪鼻畸形的关键一步。采用鼻－鼻中隔同期整形术，行歪鼻整形可收到恢复鼻功能和美容的双重效果。

根据病史及查体，先天性歪鼻的诊断较明确，治疗以手术整形为主。应针对具体情况，选择合适的手术进路。若软骨段歪鼻合并鼻中隔偏曲或鼻中隔软骨前脱位者，可行摇门式手术。

对于骨部歪鼻合并鼻中隔偏曲者，应行凿骨术。可于局麻下手术，在鼻小柱中下部及两侧缘取蝶形切口，循此切口向上，从鼻背板前面做皮下分离达梨状孔上缘，将鼻骨及上颌骨额突从骨膜下分离。在较宽一侧的鼻背切除一块附有鼻黏膜的底边在下的三角形骨片，再分离窄侧的梨状孔边缘及骨性外鼻支架，将上颌骨额突向上凿开或锯开，直达鼻根，使之与鼻骨分离。此时，可先试行内外结合手法复正鼻梁至中线；若不满意，可钳夹鼻骨并扭动，使其上端骨折、游离，则外鼻支架塑形就相对简单。对合并鼻中隔偏曲者，应同期先行中隔偏曲矫正，最后将鼻梁复正。畸形矫正后外鼻应以夹板固定至少2周。

（五）外鼻先天性瘘管及囊肿

在胚胎发育过程中，当两侧鼻内外突与鼻额突融合形成外鼻时，若有外胚层组织残留在皮下，即可形成囊肿；若有窦口与外界相通，则可形成瘘管。因囊肿或瘘管主发于鼻背中线区域,一般在深筋膜之下、鼻骨之上,偶有侵入颅内者,故又称鼻背中线皮样囊肿或瘘管。其发病率约占头颈部皮样囊肿的 8%,可见于新生儿,偶见于成人,男性多见。

1.临床表现　出现症状的年龄多在 15～30 岁也有在较小年龄阶段即发现鼻背部有小瘘口或局限性小肿物,随年龄增长而逐渐增大,或瘘口有分泌物溢出。囊肿或瘘口可发生于鼻梁中线上的任何部位,多见于鼻骨部。常见部位为两侧鼻翼软骨之间、鼻骨和软骨之间、鼻骨下方鼻中隔软骨内。主要表现为鼻部肿胀畸形,视囊肿大小而症状各异,如位于鼻梁上段,过大的囊肿可使眶距变大或眉间隆起,如囊肿位于鼻中隔内,则双侧鼻腔内侧壁膨隆,呈明显的鼻阻塞症状;如为瘘管,挤压瘘口周围可见有皮脂样物自瘘口溢出。囊肿或瘘管如反复感染,则局部红肿,甚至可见疤痕形成。

2.诊断　根据病史、症状,结合局部检查可基本确定诊断。囊肿穿刺可抽出油脂样物;有瘘管者,可以行探针探查或碘油造影,以明确其位置、范围及走向。若畸形病变有向颅内侵犯倾向,则需行 CT 扫描或颅脑 X 线造影检查,以除外其他类似病变如脑膜脑膨出。

3.治疗　应行手术彻底切除囊肿或瘘管组织。婴幼儿最好采用气管内插管全麻手术,成人一般采用局麻即可。如病变范围较小,宜早期手术,以免范围变大,影响面容;如手术范围较大,位置较深,手术反而影响面骨发育,则可将手术酌情延期至 5 岁以后;如合并感染,应先行抗炎治疗,待炎症控制后再行手术。若有瘘口,术前应自瘘口注入美蓝,以期在术中作病变标识。手术操作:①自鼻背正中直线切口,或做梭形切口,沿囊壁或瘘管四周分离,直到囊肿或瘘管根部,将其完整切除,缝合皮肤切口即可。②若囊肿或瘘管与骨膜黏连较紧,或已穿通鼻骨,应连同骨膜或部分鼻骨一并切除,以防复发。③若囊肿或瘘管已深入鼻中隔内,或呈哑铃状,可行鼻中隔黏膜下切除术,将囊肿和瘘管切除。④若切除组织范围较大而遗留缺损,可行自体骨植入和皮片移植修复。⑤若囊肿或瘘管延伸至颅腔,则可采用颅面联合手术完整切除。

(六)鞍鼻

鞍鼻系指鼻梁平坦或凹陷呈马鞍状,致使鼻的长度缩短,鼻尖上翘,重者鼻孔朝天,鼻唇沟加深。其为一较常见的鼻部畸形,常有家族遗传倾向。先天性者多系发育异常或孕期母亲感染梅毒所致。

1.临床表现　患者常感鼻塞及鼻腔干燥不适。患者鼻部外观主要呈塌陷畸形,并根据塌陷程度分为三度。

(1)Ⅰ度:鼻梁轻度凹陷,症状轻微。

(2)Ⅱ度:鼻梁明显塌陷,前鼻孔微朝上仰。

(3)Ⅲ度:鼻梁塌陷极为明显,前鼻孔朝向前方,鼻尖朝上。严重者,其面部中央因发育不良而下陷,呈"蝶形脸"畸形。先天性者多属上度。

2.治疗　整形术是其根本性治疗方法,但 18 岁以下者不宜行此手术,因其面部尚未发育定型。若过早施术,术后仍可发生畸形。根据患者的具体情况,可选择不同的充填材料,主要有自体肋软骨、髂骨、医用硅橡胶、聚乙烯等,术前应先将其塑形成形状合适的矫形模。具体手术操作步骤如下所述。

(1)麻醉:多采用局部麻醉,复杂性手术可采用全身麻醉。

（2）切口：根据鼻梁及鼻小柱塌陷的类型，可于鼻低部做蝶形、"V"形、"Y"形等切口，或采用鼻小柱正中垂直切口、前鼻孔缘切口及上述几种切口的变通或结合形式作为手术进路。

（3）分离鼻背皮下组织：循上述切口，分别以小而细的组织剪、小圆刀及蚊式钳等器械，在鼻背板及鼻骨前面自下而上，先后做锐性及钝性潜行分离，直到将鼻背部的皮下组织分离成囊袋状，其上界需超越畸形区。

（4）置入矫形模：将事先准备好并经严格消毒的矫形模，置入已分离好的鼻背部皮下组织囊袋内。此时应注意反复修磨矫形模，直至确定畸形矫正满意后，方可缝合切口。

（5）固定矫形模：切口缝好后，两侧鼻腔内可酌情填塞凡士林纱条或碘仿纱条。用打样胶或纱布适当加压固定鼻背部，以防矫形模移位。

术后应取半坐位休息，使用抗生素预防感染。48h内限制患者头部活动，48h后宜取出鼻腔内凡士林纱条，碘仿纱条填塞时间可适当延长。

对于严重的鞍鼻畸形并伴发面中1/3发育不良、蝶形脸畸形者可采用改进的手术方法及上齿槽植骨等复杂手术，以全面矫治畸形。由我国张涤生、周丽云设计的复杂型鞍鼻修复法，效果极佳，在国际上亦备受推崇。

术后除可发生感染、血肿、偏斜等并发症外，最常见的是矫形模脱出，多因矫形模过大，置入后鼻尖部皮肤张力过大，或于分离组织时未贴近软骨及骨部，以致囊袋处皮肤太薄，血运差，局部坏死所致。多见于硅橡胶假体支架，唯一的处理办法就是取出支架，重新放入自体髂骨或肋软骨。

除上述外鼻先天性畸形外，尚有缺鼻、钮形鼻、先天性鼻尖畸形、鼻赘、鼻小柱过宽畸形及额外鼻孔等，因临床相对少见，于此不做叙述。

二、先天性后鼻孔闭锁

本病为严重鼻部畸形，属家族遗传性疾病。多数学者认为先天性后鼻孔闭锁是在胚胎6周时，颊鼻腔内的间质组织较厚，不能吸收穿透和与口腔相通，构成原始后鼻孔而成为闭锁的间隔，此间隔可为膜性、骨性或混合性，闭锁部间隔可以菲薄如纸，也可厚达12mm，但多在2mm左右。其间亦可形成小孔，但通气不足，称为不完全性闭锁。闭锁间隔的位置分为前缘闭锁和后缘闭锁两种，常位于后鼻孔边缘软腭与硬腭交界处，向上后倾斜，附着于蝶骨体，外接蝶骨翼内板，内接犁骨，下连腭骨。闭锁间隔上下两面皆覆有鼻腔黏膜。

（一）临床表现

双侧后鼻孔闭锁患儿出生后即出现周期性呼吸困难和发绀，直到4周以后逐渐习惯于用口呼吸。但在哺乳时仍有呼吸困难，须再过一段时间才能学会交替呼吸和吸奶的动作。因此出生后有窒息危险和营养不良的严重后果。

儿童及成人期患者主要症状为鼻阻塞，睡眠时有鼾症和呼吸暂停综合征，困倦嗜睡，关闭性鼻音，并有咽部干燥、胸廓发育不良等。单侧后鼻孔闭锁患者不影响生命，长大以后只有一侧鼻腔不能通气，并有分泌物潴留于患侧。

（二）诊断

凡新生儿有周围性呼吸困难、发绀和哺乳困难时，就应考虑本病，可用以下方法确诊。

1.用细橡胶导尿管自前鼻孔试通入鼻咽部,若进入鼻咽部不到32mm即遇到阻隔,检查口咽后壁看不到该导尿管,即可诊断后鼻孔闭锁。须注意排除导尿管太软、方向有误,以致该管在鼻腔内蜷曲而达不到后鼻孔。

2.用卷棉子自前鼻孔沿鼻底伸入,可以探测间隔的位置和性质。

3.将亚甲蓝或1‰甲紫液滴入鼻腔,1~2min后观察口咽部是否着色,若无着色可诊断为本病。

4.将碘油慢慢滴入鼻腔,行X线造影,可显示有无后鼻孔闭锁及其闭锁深度。

5.鼻内镜检查此法不但可以诊断本病,而且可以排除先天性鼻内脑膜-脑膨出、鼻息肉、腺样体肥大、鼻咽肿物、异物、瘢痕性狭窄及鼻中隔偏曲等造成鼻阻塞的原因。

(三)治疗

1.一般紧急措施　新生儿降生后,若确诊为双侧先天性后鼻孔闭锁,应按急诊处理,保持呼吸通畅,防止窒息,维持营养。可取一橡皮奶头,剪去其顶端,插入口中,用布条系于头部固定,以利经口呼吸,并可通过奶头滴入少量乳汁,待患儿已习惯口呼吸时方可取出口中奶头(图2-2-1)。最好有专人护理,以防窒息,并应注意营养摄入。

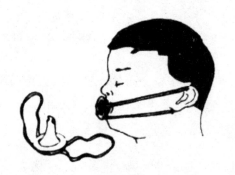

图2-2-1　先天性后鼻孔闭锁急救

2.手术治疗　用手术方法去除闭锁间隔,有经鼻腔、经腭、经鼻中隔、经上颌窦4种途径,应根据患儿年龄、症状程度、间隔性质与厚度以及全身情况而定。为了安全,以先作气管切开术为宜。

(1)鼻腔进路:适用于鼻腔够宽,能够看到闭锁间隔者,膜性间隔或骨性间隔较薄者,新生儿或患儿全身情况较差而急需恢复经鼻呼吸者。

①麻醉:儿童用全身麻醉,成人用局部表面麻醉。

②切口:左侧鼻腔间隔作"["形切口,右侧鼻腔作"]"形切口,分离黏膜,露出骨面。

③切除间隔:用骨凿、刮匙或电钻去除骨隔,保留骨隔后面(咽侧)黏膜,以覆盖外侧骨创面。术中须切除鼻中隔后端,以便两侧造孔相贯通,造孔大小以能通过食指为度。然后放入相应大小的橡皮管或塑料管,或以气囊压迫固定,留置时间视间隔性质而定,膜性间隔两周即可,骨性间隔则须4~6周。为了防止再次狭窄,可于一年内定期进行扩张术。此种手术若在纤维光导鼻内镜下进行则更方便。

对新生儿可用小号乳突刮匙沿鼻底刮除,在骨隔处用旋转刮除法去除骨隔至足够大小,后面黏膜仍须保留,可行十字形切口,用橡皮管自鼻咽逆行拉出,以固定黏膜瓣于骨面上。

采用鼻腔进路,在术中需注意避免损伤腭降动脉、颅底及颈椎。

(2)经腭进路:优点是手术野暴露良好,可直接看到病变部位,能将间隔彻底切除,并可充分利用黏膜覆盖创面。适用于闭锁间隔较厚者。

①体位及麻醉:患儿仰卧,头向后伸,用0.1%肾上腺素棉片塞于鼻腔深部闭锁间隔前壁,再于硬软腭交界处注入少量含肾上腺素的1%普鲁卡因,以减少术中出血,经气管切开给全身麻醉。

②切口:作Owens硬腭半圆形切口,切开黏膜,切口两端向后达上颌粗隆。分离黏骨膜瓣至硬腭边缘。

③硬腭后缘显露后,用粗丝线穿过已游离的黏骨膜瓣,以便向后牵引。

④去除闭锁间隔:分离硬腭后面(鼻底面)的鼻底黏膜,用咬骨钳去除患侧腭骨后缘部分骨壁,即可发现骨隔斜向蝶骨体。分离骨隔后面黏膜,凿除骨隔,然后再于犁骨后缘按鼻中隔黏骨膜下切除的方法去除一部分犁骨,使后鼻孔尽量扩大,保证通畅。骨隔前后和鼻中隔后端黏膜可以用于覆盖骨面。

⑤缝合切口:将硬腭切口的黏骨膜瓣翻回复位,用细丝线严密缝合。其下方接近软腭处若有撕裂,也应严密妥善缝合,以免术后穿孔。最后经前鼻孔置入橡皮管或塑料管,固定修整后的鼻内黏膜,4周后取出橡皮管,预约定期随访。若有后鼻孔术后黏连,应及时处理,必要时可进行扩张。

(3)经上颌窦进路:此法仅适用于成人单侧后鼻孔闭锁,是利用de Lima手术,自上颌窦开放后组筛窦,达到后鼻孔区,进行闭锁间隔切除。

三、鼻部脑膜脑膨出

先天性鼻部脑膜脑膨出系指胚胎期部分脑膜及脑组织经鼻部附近颅骨发育畸形的颅骨缝或骨缺损处膨出颅外至鼻部的一种先天性疾病。此病多见于亚洲及非洲,欧美少见,发病率约为1/5 000~1/10 000,男性多于女性。

(一)病因

确切病因不明。多数学者认为系胚胎发育期间,神经管发育不全及中胚层发育停滞导致颅裂,部分脑膜及脑组织经颅裂或尚未融合的颅骨缝疝至颅外所致。

(二)病理

根据膨出程度及膨出物包含的组织不同,可分为含脑膜及脑脊液的脑膜膨出、含脑膜及脑组织的脑膜脑膨出。除上述之外,若连同脑室前角亦膨出颅外者,即称为脑室脑膨出。临床上按膨出部位不同可分为鼻外和鼻内2型,鼻外型膨出物经鸡冠前之前颅窝底疝出于鼻根或内眦部、鼻内型膨出物经鸡冠后之前颅窝或中颅窝疝出至鼻腔、鼻咽、球后或翼腭窝(图2-2-2、图2-2-3)。其中鼻外型较鼻内型者多见。也有人根据膨出物的具体颅底疝出部位细分为囟门型(又称额筛型)和基底型(又称颅底型)。前者在临床上主要表现为鼻外型。包括鼻额型、鼻筛型和鼻眶型;后者则包括鼻腔型、蝶咽型、蝶筛型、蝶眶型及蝶上颌型等。组织镜检从外至内依次为皮肤或黏膜,皮下或黏膜下组织、硬脑膜等。其所形成的囊内均包含脑脊液,较重者同时包含脑组织。

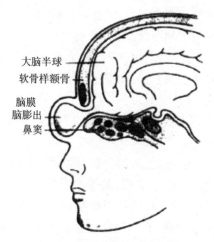

图 2—2—2　鼻外型脑膜脑膨出

小额叶脑组织、脑脊液及硬脑膜经鼻额囟膨出

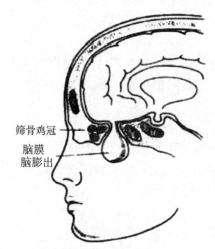

图 2—2—3　鼻内型脑膜脑膨出

示额叶脑组织、脑脊液及硬脑膜经筛骨筛状板膨出至鼻腔内

(三)临床表现

1.鼻外型　患儿出生后即发现外鼻上方近中线的鼻根部或稍偏一侧的内眦部有圆形囊性肿物,表面光滑,随年龄而增大。肿物表面皮肤菲薄但色泽正常,有透光感,触之柔软,可触及同脉搏一致的搏动感。患儿啼哭或压迫颈内静脉时肿物张力增高,体积增大,但若骨缺损较小,则此种表现不典型。肿物位于双眼之间,可使鼻根部变宽,眼距增大,形成所谓"眼距加宽征"。

2.鼻内型　新生儿或婴幼儿鼻不通气,哺乳困难,检查发现单侧鼻腔或鼻咽部有表面光滑的圆形肿物,根蒂位于鼻腔顶部,应考虑到鼻内型先天性脑膜脑膨出。若肿物破溃则有脑脊液鼻漏。但出现此症状的年龄往往较大甚至到成年始发,继发感染则多表现为发作性脑膜炎。

对于不能判明病变性质,而又不能除外本病者,应慎做或禁做活检,必要时可在严格消毒的情况下行局部试穿,若取得脑脊液可确定论断,但有发生脑脊液鼻漏和继发感染引起脑膜炎的危险。因此不能作为常规检查。

(四)诊断与鉴别诊断

根据病史及上述临床表现,如外鼻、鼻腔或鼻咽可见圆形光滑肿物,且伴水样鼻漏,应高度怀疑本病,借助其他辅助检查可进一步确诊。华氏位 X 线片,可见前颅窝底骨质缺损或筛骨鸡冠消失,新生儿颅骨钙化不全等;CT 或 MRI 等检查可进一步明确脑膜脑膨出的大小、确切位置及内容物等。

临床上应注意与鼻息肉、额筛窦黏液囊肿、鼻根部血管瘤、鼻内肿瘤等鉴别,因新生儿、婴幼儿患上述疾病者甚少,结合其临床表现,往往易与本病鉴别。但须与鼻部其他先天性肿物相鉴别,特别是鼻部神经胶质瘤。后者与脑膜脑膨出同属先天性神经源性鼻部肿物,均常见于新生儿,且病因相似。所不同的是部分脑膜脑组织疝出后,其颅底脑膜及颅骨缺损处已在胚胎期自然愈合,所遗留于鼻部的神经组织构成鼻神经胶质瘤,因不与颅内交通,故无波动感,且质较硬。其虽具某些肿瘤特征,但实为先天性异位脑组织,属一种发育异常。

(五)治疗

先天性鼻部脑膜脑膨出一经确诊,宜及早手术。因小儿耐受力差,过早手术危险性大,过晚则易因肿物增大致颜面畸形,或因皮肤、黏膜破溃而并发脑脊液鼻漏,且使骨质缺损加大,增加手术难度。手术以 2~3 岁为宜。手术禁忌证为:①大脑畸形,患儿无正常发育可能者。②膨出物表面破溃,并发感染者,或鼻内型伴发鼻炎、鼻窦炎者。③特大脑膜脑炎、膨出、脑畸形、脑积水同时并存者。

先天性鼻部脑膜脑膨出的手术治疗原则是将脑膜脑组织回纳颅内,不能回纳者可于蒂部切断后切除膨出物,缝合硬脑膜。修补颅底骨质缺损及矫正颅面畸形。手术分颅内法和颅外法,脑神经外科皆用颅内法,而耳鼻喉科多用颅外法或联合手术。鼻内型者亦可采用鼻内镜下经鼻手术。

1.颅内法 又分为硬脑膜外法和硬脑膜内法,适于脑膜脑膨出骨缺损区直径大于 2cm者。皆在全身麻醉下进行,取发际内冠状切口行额骨瓣开颅术。硬脑膜外法自额骨开窗下缘将硬脑膜与颅底分开至裂孔处,紧贴骨面分离疝囊,自蒂部将疝囊切断,囊内脑组织尽量回送颅内,如回送困难或脑组织变性,可一并切断,蒂部的变性脑组织可部分切除,然后缝合囊蒂断端,封闭硬脑膜。若缺损较大,可用筋膜或腱膜修补。颅底骨缺损可用额骨或硅胶板等代用品修补。将额骨瓣复位、缝合。小型鼻部脑膜脑膨出在封闭颅底骨孔后,膨出物渐缩小,不需再行切除。对较大膨出物,未将其完全回纳颅内且面部隆起明显者,可在 3 个月后再于面部手术切除,并予整形。此法简单,对脑组织压迫轻,但对骨孔位于筛骨鸡冠之后者操作不便。宜行硬脑膜内法。行双侧额部开颅后切开硬脑膜,向后牵开大脑额叶,可见脑组织从颅底骨质缺损处突出于颅外,若囊内脑组织正常,可回纳颅内;若脑组织已变性则行切除,囊内仅剩脑膜;若脑组织与囊壁黏连,可从颅内骨孔切断,将膨出脑组织留于囊内,用筋膜或腱膜修补硬脑膜,颅底缺损用额骨或其他替代品修补。

2.颅外法修补术

(1)鼻外型脑膜脑膨出颅外修补术适合于根蒂较小病变者,可在局麻或全麻下手术。根据膨出物的位置可行眉弓内端及鼻外筛窦手术切口,或膨出物表面梭形切口。游离疝囊壁骨缺损处,游离囊颈,分离和回纳囊内容物,若脑组织与囊壁有黏连可切除部分脑组织。重叠折合缝合囊颈的上、下壁;若囊壁菲薄不适,可用阔筋膜修复硬脑膜,颅骨缺损可用硅胶板等替代品修补。

(2)鼻腔脑膜脑膨出鼻内径路切除修补术仅适于骨缺损较小的鼻内型脑膜脑膨出。多采用鼻侧切口,根据情况向下延长至鼻翼,沿鼻面分离眶骨膜。显露纸样板,切除前中筛房。由前部进入鼻腔,显露膨出体。去除蒂部周围筛房,扩大术野,在蒂部结扎切断并将断蒂向颅内还纳,铺盖筋膜,用带蒂鼻中隔黏(软)骨膜瓣或中鼻甲黏骨膜瓣压于筋膜表面。明胶海绵、碘仿纱条充填鼻腔,缝合面部切口。

(3)鼻内镜下经鼻腔修补脑膜脑膨出,视野清晰,创伤小,手术效果佳,但仅适于病变较轻的鼻内型者。也可作为其他鼻内型者手术的辅助手段。首先在鼻内镜下做筛窦切除,显露筛顶,找到脑膜脑膨出的具体部位,将膨出物及周围骨质表面黏膜清除干净,可以用双极电凝烧灼,使膨出体缩小或直接切除膨出体。若骨质缺损大,可用自体骨或软骨封闭缺损,用阔筋膜、肌浆或黏膜片封闭、修补缺损部位,明胶海绵及碘仿纱条填塞鼻腔,7～10 d后取出。

3.手术并发症

(1)脑水肿多见于颅内修补法。因术中额叶脑组织被牵拉或受压所致。表现为患者苏醒后又进入昏迷状态,呻吟,囟门膨隆等。应及早静脉滴注高渗降颅压药和肾上腺皮质类固醇。

(2)颅内感染主要是手术感染,以鼻内径路多见,多与脑脊液鼻漏有关。表现为高热、颈项强直、表情淡漠、呕吐等。应行腰穿,化验脑脊液,并给予足量易通过血脑屏障的抗生素。术中切断膨出物蒂部时结扎,并用碘酊、酒精消毒,保证无菌,可有效避免。

(3)脑脊液鼻漏主要是由于颅底封闭组织较薄、颅内压较高所致。宜先保守治疗,无效可行脑脊液鼻漏修补术。术中筋膜铺盖须超过骨缺损区,最好用复合带蒂组织瓣覆盖,加压填塞,或将修剪合适的硅胶板等置于硬脑膜与颅底骨之间,可起到封闭脑膜缺损和支持脑组织的作用。

第二节　鼻骨骨折

外鼻突出于颜面前部,颜面受伤它常首当其冲,易遭受撞击或跌碰而发生鼻骨骨折。据统计鼻骨骨折是鼻外伤中最常见的。鼻中隔骨折多并发于鼻骨骨折,故本节将二者合并叙述。

一、病因

鼻骨骨折多由直接暴力引起,如运动时的碰撞、拳击、斗殴、交通肇事、生产事故、小儿跌伤等。

二、分类

由于鼻骨上部厚而窄,下部薄而宽,故多数鼻骨骨折仅累及鼻骨下部。严重的鼻骨骨折可伴有鼻中隔骨折、软骨脱位,甚至累及眼眶、泪骨、上颌骨和颧骨而构成合并伤。鼻骨骨折处必伴有外鼻软组织不同程度的损伤或鼻腔内黏膜的破裂。暴力的大小和方向决定鼻骨骨折的程度。根据鼻骨骨折的程度、对鼻梁外型的影响、累及鼻骨外结构的范围,鼻骨骨折分为四型(图2-2-4)。

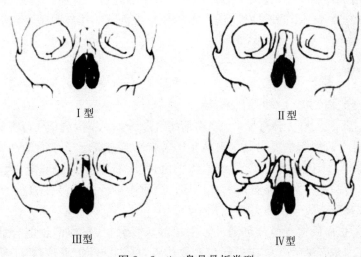

Ⅰ型　　　　　　　　　　　　Ⅱ型

Ⅲ型　　　　　　　　　　　　Ⅳ型

图2-2-4　鼻骨骨折类型

Ⅰ型:单纯鼻骨骨折,影像学检查可见有一条或以上的骨折线,但无明显移位,鼻梁外形正常。

Ⅱ型:Ⅰ型的基础上出现骨折线对位不良,鼻梁外观变形。

Ⅲ型:Ⅱ型、Ⅰ型的基础上伴鼻中隔软骨骨折、脱位、血肿或鼻黏膜严重撕裂损伤。

Ⅳ型:Ⅰ型、Ⅱ型或Ⅲ型的基础上并有鼻骨周围骨质骨折,如上颌骨额突、额骨鼻突或鼻窦骨折等。

三、临床表现

受伤后立即出现鼻梁歪斜或下陷,局部疼痛,因常伴有鼻黏膜破裂而出现鼻出血。2~4h后,因局部软组织肿胀,轻度畸形可被掩盖。小儿患者肿胀尤为明显,消肿后畸形复现。由于鼻腔内有血块积聚或鼻甲肿胀,可有鼻塞。检查可见外鼻软组织有皮下瘀血或裂伤。触诊可发现压痛点,骨质凹陷、移位或骨摩擦感。擤鼻后可出现皮下气肿,触之有捻发感。故用前鼻镜检查鼻腔时,如有血块,可用吸引器吸出,切勿让患者擤鼻,以防引起皮下气肿。鼻中隔软骨脱位时,可见鼻中隔软骨偏离中线,前缘突向一侧鼻腔。如有鼻中隔骨折,可见鼻中隔向一侧鼻腔偏歪,该侧可见黏膜撕裂及骨折片外露。若鼻中隔黏膜下形成血肿,则鼻中隔向一侧或两侧膨隆。继发感染者,可形成鼻中隔脓肿,软骨坏死,可致鞍鼻畸形。

在头颅创伤中，鼻骨骨折可能是多发性骨折的一部分，也可能出现在鼻窦、颅脑或跟部创伤的同时，患者有相应的临床表现。

四、诊断

根据外伤史、鼻部的视诊和触诊、X线照片检查等，诊断并不困难。X线鼻骨照片可显示骨折的部位、性质以及碎骨片的移位方向。实践证明，一般颅骨后前位照片，骨菲薄而不能显示。侧位照片，眶缘影与颧骨重叠，不易显示骨折片移位。最好用鼻颏位（Water位）照片可显示鼻骨和眶缘情况，同时亦可检查上颌骨、额骨、颧骨等处有无骨折。若患者因伤势不能俯卧，可取仰卧鼻颏位照片。诊断时应注意，严重的鼻骨骨折可能伴有眼眶、鼻窦、颅底骨折，甚至颅脑损伤。

五、一般治疗

包括止血、止痛、清创缝合及防治感染等。

1.一般处理　鼻骨骨折，尤伴有鼻出血者多情绪紧张和恐惧，故首先应予以安抚，使其镇静。

2.止血　鼻骨骨折引起的鼻出血多可自止。若就诊时有前后鼻孔活动性出血，应先予止血。可用肾上腺素、丁卡因棉片进行鼻腔填塞止血，同时行鼻腔黏膜麻醉，为鼻骨复位作准备。如仍不止血，可用凡士林纱条行前鼻孔填塞。严重者可行前后鼻孔填塞。但如合并脑脊液鼻漏者，是否填塞应取决于出血是否危及生命。

3.创口处理　止血后检查鼻部创面。较简单的鼻骨骨折，可先清创缝合后行骨折复位。较复杂的骨折，特别是有鼻骨暴露或需行切开复位者，可先行骨折复位，再予清创缝合，这样可在直视下复位，保证复位时骨折片对位对线良好。清创后用细针细线仔细缝合。应尽量保留有活力的组织，若有皮肤缺失，不宜在张力下缝合，必要时使用Z形减张缝合法，或取耳后薄层皮片修补创面。外鼻部有整层皮肤缺损或伤后瘢痕挛缩者，可作整复。必要时应肌注破伤风抗毒素1500U。

六、骨折复位

如合并严重头面部外伤或其他严重全身性疾病，须待全身情况稳定后再行复位。临床处理时，Ⅰ型鼻骨骨折无移位时不必整复。即使骨折远端有轻微移位，因对外鼻形状及鼻腔功能无影响，可不作复位处理。Ⅱ型者，鼻骨骨折需复位。复位最好时机在伤后2～3 h，因此时局部软组织尚无明显肿胀。若局部肿胀严重、出血不止或患者精神过于紧张，骨折复位可在伤后10天内施行，骨折超过2周，因骨痂已开始形成，增加晚期复位的困难，但用力仍可撬起下塌的鼻骨。如果是时日已久，骨折错位愈合，单纯鼻内复位较困难。此时，从理论上来说，可以切开用开放式复位。但因此造成的外鼻体表瘢痕也是影响美容的因素，应慎之。Ⅲ型者，除按Ⅱ型原则处理外，同时整复鼻中隔及鼻腔内黏膜。Ⅳ型者，鼻骨骨折复位不是临床首先考虑重点，值得重视的是鼻骨邻近重要器官的创伤及严重的并发症。应在病情允许时才考虑骨折复位。

鼻骨骨折治疗的目的是使鼻梁外形恢复原来面目，减少或避免因创伤造成鼻部功能的损害。复位后复查 X 线照片了解骨折片的对位对线并非临床绝对必需。鼻中隔骨折错位而致的鼻中隔偏曲,如严重影响鼻腔功能,可在伤愈后经鼻中隔黏膜下切除术治疗。

骨折复位有闭合式复位法和开放式复位法两种。闭合与开放仅是对覆盖于鼻骨的皮肤软组织而言。一般来说,前者已适用于大多数鼻骨骨折的复位,后者较常用于复杂性的骨折,如鼻骨与额骨鼻部或上颌骨额突分离,复杂的粉碎性骨折及已经畸形愈合的骨折等。

(一)闭合式复位法

1.麻醉与体位　成人多用局麻,采用坐位或半坐位。儿童可用全麻。

2.手术器械　单侧鼻骨复位器,常用直血管钳、刀柄、骨膜剥离器顶端套橡胶管代替。Walsham 鼻骨复位钳(图 2—2—5)。此外还需用前鼻镜、枪状镊、压舌板、剪刀等。

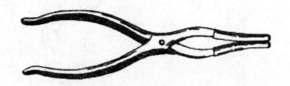

图 2—2—5　Walsham 复位钳

3.手术方法　以含肾上腺素的 1％～2％丁卡因棉片行鼻腔黏膜麻醉,先于鼻外测试骨折处与前鼻孔的距离,然后一手持复位器伸入鼻腔达骨折部位,向上、向外用力,将塌陷的骨折片抬起。此时常可听到骨折复位出现的"喀嚓"声。同时另一手拇指和示指按住鼻背,拇指推压健侧鼻骨,协助鼻梁复位,示指置于鼻骨塌陷处,以防骨折片过度向上移位(图 2—2—6)。

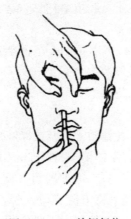

图 2—2—6　单侧复位

复位器远端伸入鼻腔的深度,不应超过两侧内眦连线,以免损伤筛板。如骨折片嵌于上颌骨额突后,可用 Walsham 鼻骨复位钳的一叶伸入鼻腔,另一叶置于鼻背外,夹住软组织与骨折片向前上、向内拧动,使嵌入骨片复位(图 2—2—7A)。

如骨折片位于对侧鼻骨之后,可用上法将骨折片向前上、向外拧动,使嵌入骨片复位。如双侧鼻骨骨折及鼻中隔脱位、骨折者,可用 Walsham 鼻骨复位钳两叶分别伸入两侧鼻腔,置于鼻中隔偏曲处的下方,夹住鼻中隔向前上抬起,使鼻中隔恢复正常位置。再将复位钳两叶向前上移动达鼻骨塌陷处,将骨折片向上向外抬起,同时另一手拇指、示指在鼻背外部按压,协助鼻骨复位并使鼻梁变直(图2—2—7B)。

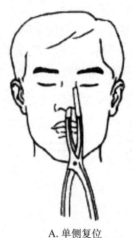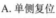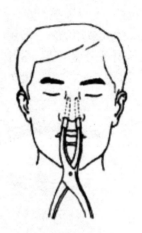

A. 单侧复位　　　　　　　　　　B. 双侧复位

图 2—2—7　Walsham 复位钳复位

鼻中隔骨折断端骨质暴露者予剪除,以利于黏膜对合。复位后,鼻腔用凡士林纱条填塞。填塞的作用主要在于止血,而不是支撑骨折片,所以行鼻腔上部黏膜撕裂处填塞即可。有脑脊液鼻漏者要加强抗感染,一般不主张鼻腔填塞,但如鼻腔活动性大出血,可能因失血危及生命时,鼻腔填塞并非绝对禁忌。

4.术后处理　48h 后拔出鼻腔纱条,用1‰麻黄素溶液滴鼻,每天3～4次。禁止擤鼻及按压鼻部,并避免碰撞。对小儿或特殊需要者可制作外鼻保护罩。鼻部肿胀及皮下瘀血者,可热敷以消肿散瘀,并给予抗生素以防感染。

(二)开放式复位法

1.麻醉与体位　采用平卧位,行气管插管全麻或局麻。

2.手术器械　鼻侧切开包、电钻、不锈钢丝、Walsham 鼻骨复位钳、小塑料板等。

3.手术方法　作一侧内眦部弧形切口,必要时可作两侧内眦部切口。并作一横行切口,使切口呈 H 形。暴露骨折片,在直视下将下陷移位的骨折片用小钩挑起。也可用闭合式复位的方法,从鼻腔内将塌陷骨折片托起。有鼻中隔脱位或骨折者,用 Walsham 鼻骨复位钳将鼻中隔复位。鼻中隔骨折断端暴露者,予剪除。有碎骨片者,予去除。然后用电钻将碎骨片钻孔,穿以不锈钢丝。根据具体情况,固定在额骨鼻部、上颌骨额突上,或将两块碎骨片相连接。为避免碎骨再塌陷,必要时可在复位后用两根不锈钢丝横贯鼻腔,将两侧骨折片分别固定在鼻背外的塑料板上。复位后鼻腔填以碘仿纱条。在鼻腔填塞之前需放入鼻腔通气管,以便保证患者术后用鼻呼吸,此点对昏迷患者有预防窒息作用,甚为重要。

对于皮肤无撕裂的粉碎性鼻骨骨折。如受伤时行闭合式复位后鼻骨又塌陷,不必急于行开放式复位,可待一周左右,外鼻肿胀消退后再行闭合式复位。此时由于碎骨片间已由纤维组织连接成片,复位后不再塌陷。由此避免了开放式复位所致的损伤和外鼻部皮肤瘢痕。

4.术后处理　同闭合式复位法,但鼻腔填塞的纱条可适当延迟拔除,以防鼻骨再塌陷。

第三节　鼻窦外伤性骨折

一、单个鼻窦骨折

鼻窦外伤性骨折多由交通事故、撞伤、斗殴伤及战时火器伤所致。单个鼻窦的单纯性骨折,常见于上颌窦及额窦,而筛窦及蝶窦罕见。

(一)临床表现

鼻窦骨折是一个极为复杂的临床问题,骨折发生的部位往往决定了它可能发生的后果。而骨折的局部状态虽与病情有关,但并非完全决定后果。如上颌窦、额窦前壁塌陷骨折,骨折明显但后果并不严重。而累及视神经管的鼻窦骨折,可能仅见骨折线,尽管对位良好,但对视力的影响却是严重的。

鼻窦骨折常见的并发损伤及症状:

1.上颌窦骨折　咬合不良、张口困难、颌面部皮下气肿、鼻出血或涕血、下眼睑皮下瘀血。

2.额窦骨折　眉弓内侧凹陷、皮下气肿、脑脊液鼻漏。

3.筛窦骨折　鼻梁凹陷、眶周瘀血或气肿、眼结膜瘀血、眶内瘀血、眼球突出、眼球凹陷、复视、溢泪、脑脊液鼻漏、视力下降及鼻出血等。

4.蝶窦骨折　脑脊液鼻漏、脑震荡、颅底骨折、严重鼻出血。

(二)诊断

1.明确的外伤病史,并出现上述临床症状。

2.局部软组织凹陷或瘀血肿胀,可能扪及骨擦感或骨擦音。

3.鼻窦 X 光照片或 CT 检查提示骨折存在。

(三)治疗

鼻窦单纯性骨折而无移位,且无功能受损者,无须特殊治疗;面部有创口者按常规清创缝合处理,鼻出血一般不剧,常规鼻腔填塞即可以止血。鼻窦骨折且骨壁有移位者,根据伤及的鼻窦和部位酌情处理。

1.上颌窦前壁凹陷性骨折　可在下鼻道开窗,用弯形金属器械经窗口伸入窦内将骨折部分抬起复位;亦可行柯一陆氏切口,暴露凹陷区域骨质,然后用鼻中隔剥离子将凹陷骨片撬起复位。如无明显颅面畸形者可不作骨折处理。

2.上颌窦上壁骨折(眶下缘完整)　经上颌窦根治术径路,凿开上颌窦前壁,用器械抬起骨折区域,观察眼球复位是否满意,窦内填塞碘仿纱 5~7 d,经下鼻道开窗处抽出纱条。

3.上颌窦下壁骨折　因伤及牙槽骨出现咬合异常,复位后用不锈钢丝行牙间固定。

4. 额窦前壁骨折 如果凹陷性骨折明显,需要复位。额部皮肤有创口时可直接经创口暴露额窦前壁,或适当调整为眶内上角弧形皮肤切口。如为闭合性损伤,可考虑行额部冠状切口。单纯凹陷性额窦前壁骨折可用金属器械撬起复位,粉碎性骨折者清理无生命活力的碎骨片,将有生命活力的骨片复位拼接,再用钢丝或螺丝金属网固定。保持额窦引流通畅,窦底钻孔置管引流,或开放鼻额管经鼻内引流。

5. 额窦后壁骨折 一般伴有前壁骨折,径路与前壁骨折相同,处理骨折应注意如发现前壁骨片已游离时,应取出骨片,暴露整个额窦。如前壁轻度移位,可将前壁整块皮瓣翻起,处理完后壁及窦腔黏膜后再将成瓣的前壁复回固定。处理后壁时应注意,如后壁骨折移位轻微,即移位幅度小于后壁骨皮质的厚度,则可不予处理。如移位较明显,应除去骨折片检查其后方的硬脑膜是否完整,有撕裂和粉碎的小骨片须仔细剥去后缝合。同时应保持窦腔引流通畅。

单纯筛窦或蝶窦骨折甚少见,如不出现严重鼻出血、视神经损伤、脑脊液鼻漏或其他颅内并发症,则无须特殊处理。

二、复杂性鼻窦骨折

指2个或2个以上鼻窦同时骨折,或者骨折累及窦外的器官或组织,出现眼眶、颅底、视神经及颅内动脉颅内段出血等并发症,通常伤势严重。

(一)临床表现

由于损伤范围广泛,可包括鼻骨、上颌骨,眶骨、筛窦及额窦多处同时的复合性骨折,多有移位,也可同时伴有下颌骨和颅底骨折,故可出现颜面部肿胀,鼻出血,眶周瘀血,球结膜出血,眼球运动障碍,视力下降,颜面部中央凹陷(盘状脸),牙齿咬合异常,上颌骨异常活动等表现。如伴颅底骨折可出现脑脊液鼻漏,颅脑外伤可伴有意识障碍,大出血可致失血性休克。此外,蝶窦侧壁骨折可同时伴有颈内动脉损伤,发生致死性大出血,或形成颈内动脉假性动脉瘤,出现迟发性、反复大量的鼻出血(图2-2-8)。

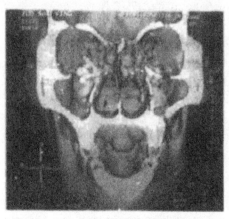

图2-2-8 鼻窦、颌面、眼眶复杂性骨折

（二）诊断及辅助检查

根据外伤史及临床表现，一般可做出诊断。但 CT 扫描是必须的辅助检查，它可较好地显示额、筛、蝶窦、上颌窦、上颌骨及颅底的受损情况。CT 三维重建的图像为骨折复位、矫正畸形提供参考依据。

（三）治疗

因鼻窦复杂性骨折同时存在着多器官组织受损，病情也较复杂，如鼻额筛眶复合骨折可能并有颅脑损伤、外伤性休克、喉气管损伤或胸腹等联合伤等。所以临床处理时分清主次、轻重缓急尤其重要。治疗应以处理危及生命的损伤为先，然后再处理因复杂性骨折所引起的畸形和功能障碍。骨折复位处理的目的是恢复损伤器官组织的功能，如鼻功能、视功能及正常咬合功能等，尽可能减少创伤所致的外观畸形。消除创伤后的心理障碍。

1. 急救处理　根据生命体征判断外伤的严重程度，保持呼吸道通畅，必要时行气管插管或气管切开术。注意观察呼吸状态和监测血氧变化，保持循环系统的稳定，防止失血性休克（包括输血输液及抗休克药物的应用、吸氧等）。

2. 骨折的早期处理　一般认为外伤后 6～8h 内为最佳时机，此时伤口新鲜，软组织肿胀未达高峰，术中暴露好，术后恢复快，预后好。受伤后 1 周之内，骨折处骨痂尚未形成，软组织水肿已明显消退而未纤维化，这段时间内有充分时间制订合理的治疗方案，故我们认为外伤后 1 周内进行骨折复位是可行的。

3. 制订实施最佳治疗方案的术前准备

（1）术前 CT 检查，必要时 CT 三维重建，了解骨折及畸形情况。

（2）准备合适的手术器械以及可供选择的修复或固定材料。

4. 手术径路问题　应根据外伤情况具体而定，理想的手术径路应具备：①视野宽阔便于骨折复位固定。②同一术野能够同时进行功能重建及外观畸形的整复。③同时能够兼顾鼻窦、眼眶及颅底的清创及处理。④造成新的创伤少。

常用的手术径路如下所述。

（1）经开放性伤口：直接经颌面伤口或适当变通进行整复。

（2）经额冠状切口：适用于额窦、颧弓及眶外侧壁骨折的闭合性损伤，也可选择双眉弓鼻根联合整形切口。

（3）面中部掀翻术：适用于闭合性外伤骨折移位不大，面部畸形不太明显者，如 LeFort Ⅰ型骨折，此径路暴露上颌及颧骨充分，可同时行鼻骨骨折复位。

（4）柯－陆氏径路：适用于上颌骨包括眶下壁骨折的整复。

（5）下睑切口：可显露眶底，眶下缘及颧颌缝，对于合并有眶下缘，眶底骨折移位畸形选用。

（6）上睑切口：可暴露颧缝，术后瘢痕隐蔽对骨折范围大，移位明显，考虑单一手术切口暴露及复位不理想时可考虑联合径路。

5. 注意事项　鼻窦骨折的复位固定主要是针对鼻窦边界区域影响颌面外周围器官，而腔内的骨碎片可予以清除，尤其是当其妨碍鼻窦引流时。如下几点值得注意。

（1）在使较大的骨折断端对位，对线良好的同时，尽可能将所有骨折片复位固定。

（2）清除异物、血肿、病变黏膜及坏死组织。

（3）骨折间固定可使用钢丝，或特制材料固定。

（4）眶壁粉碎性骨折除采用自身材料外最好使用钛板钛钉或钛金属网进行修复。也可采用新型可吸收的高分子材料进行修复。

6.晚期处理　对于外伤整复后欠满意，如残留的鼻通气障碍、复视、咬合异常、鼻泪管阻塞或瘢痕等，等病情稳定后行二期处理整形。一般在第一次术后1～3个月后进行。

第三章 咽喉疾病

第一节 睡眠呼吸暂停低通气综合征

睡眠呼吸暂停低通气综合征(sleep apnea hypopnea syndrome,SAHS)是以睡眠过程中呼吸紊乱为主要表现的一系列疾病,包括阻塞性睡眠呼吸暂停低通气综合征(obstructive sleep apnea hypopnea syndrome,OSAHS)、中枢性睡眠呼吸暂停综合征、混合性睡眠呼吸暂停低通气综合征。其中,以阻塞性睡眠呼吸暂停低通气综合征最为常见,本病不仅严重影响患者的生活质量和工作效率,而且易并发心脑血管疾病,具有潜在的危险性。其作为多种心、脑血管疾病、内分泌系统疾病及咽喉部疾病的源头性疾病,已日益受到重视。

一、定义

阻塞性睡眠呼吸暂停低通气综合征(obstructive sleep apnea hypopnea syndrome,OSAHS)是指睡眠时上气道反复发生塌陷、阻塞引起的睡眠时呼吸暂停和通气不足,伴有打鼾、睡眠结构紊乱,频繁发生血氧饱和度下降、白天嗜睡等症状。

呼吸暂停(apnea)是指睡眠过程中呼吸气流消失≥10s。呼吸暂停又可分为中枢性、阻塞性和混合性呼吸暂停。中枢性呼吸暂停是指无呼吸驱动的呼吸停止,呼吸暂停发生时口鼻无气流,同时中枢呼吸驱动消失,胸腹呼吸运动停止;阻塞性呼吸暂停是指呼吸暂停发生口鼻气流消失,但胸腹的呼吸运动仍然存在;混合性呼吸暂停是指一次呼吸暂停过程中开始时表现为中枢性呼吸暂停,继而表现为阻塞性呼吸暂停。

低通气(hypopnea)也称为通气不足,是指睡眠过程中呼吸气流未完全消失,呼吸气流幅度较基础水平降低≥30%,并伴有动脉血氧饱和度下降≥3%或微觉醒。

微觉醒(arousal)是指睡眠中的暂短觉醒,患者无主观觉醒体验,仅脑电频率出现急剧变化,并持续3s以上,其频繁的发生可干扰正常的睡眠结构。

二、流行病学

OSAHS发病率在西方国家报道为2%～5%,我国目前尚无大样本的流行病学调查资料,根据部分城市的流行病学研究结果,我国成人患病率为3.5%～4.6%。OSAHS可发生在任何年龄阶段,但以中年肥胖男性发病率最高。

三、病因

OSAHS 的确切病因目前尚不十分清楚,但是任何可导致上气道解剖性狭窄和局部软组织塌陷性增强的因素均可成为其发病原因,目前研究表明本病成因主要为下述三方面因素。

1.上气道解剖结构异常导致气道不同程度的狭窄

(1)鼻腔及鼻咽部狭窄:包括所有能导致鼻腔和鼻咽部狭窄的因素,如鼻中隔偏曲、鼻息肉、鼻甲肥大、腺样体肥大等。鼻腔狭窄、鼻腔鼻咽腔阻力增加在儿童患者尤其重要,因为儿童处于生长发育阶段,鼻腔阻力增加会影响其颅面结构的发育,若不及时纠正,可因颅面部发育异常而使病情加重。另外,成人 OSAHS 患者中有时也存在腺样体肥大的情况。

(2)口咽腔狭窄:腭扁桃体肥大、软腭肥厚、咽侧壁肥厚、舌根肥厚等,均可引起该部位的狭窄。由于口咽腔左、右、前三面无骨性支架,因此口咽腔狭窄在 OSAHS 发病中占有重要的地位。在咽部阻塞过程中,咽侧壁的作用十分重要。有研究表明,两侧咽侧壁组织向中间位置的塌陷在咽部阻塞形成中起重要作用。

(3)喉咽腔狭窄:如会厌组织的塌陷等,喉咽腔狭窄也可以是 OSAHS 的重要病因,但较为少见。

(4)上、下颌骨发育不良、畸形等也是 OSAHS 的常见及重要病因。

2.上气道扩张肌肌张力异常　主要表现为颏舌肌、咽侧壁肌肉及软腭肌肉的张力异常,夜间上气道扩张肌肌张力降低是 OSAHS 患者气道反复塌陷阻塞的重要原因。咽部肌肉的张力随着年龄的增长可有不同程度的下降,反复间歇性低氧及打鼾时气道软组织振动被认为是 OSAHS 患者上气道扩张肌功能异常的重要原因,但造成 OSAHS 患者上气道扩张肌肌张力异常的确切机制目前还不十分清楚。

3.呼吸中枢调节功能异常　主要表现为睡眠过程中呼吸驱动力降低及对高 CO_2、高 H^+ 及低 O_2 的反应阈值提高。此功能的异常可以为原发,也可继发于长期睡眠呼吸暂停和(或)低通气而导致的睡眠低氧血症。

某些全身因素及疾病也可通过影响上述三种因素而诱发或加重本病,如肥胖、妊娠期、绝经和围绝经期、甲状腺功能低下、垂体功能异常等。另外,遗传因素可使 OSAHS 的发生概率增加 2～4 倍,饮酒、安眠药等因素可加重 OSAHS 患者的病情。

对于某一患者个体而言,常为多种病因共同作用的结果,但各因素所占的比例不同。上气道结构异常常为患病基础;肌张力异常常在结构异常的基础上发生作用;呼吸中枢调节功能异常常继发于长时期的睡眠低氧血症,故病史越长,病情越重,此因素所占比例越大。

四、病理生理

OSAHS 患者由于睡眠时反复发生上气道塌陷阻塞而引起呼吸暂停和(或)低通气,从而引发一系列的病理生理改变:

1.低氧及二氧化碳潴留　当呼吸暂停发生后,血中氧分压逐渐下降,二氧化碳分压逐渐上升。不同患者发生呼吸暂停后其缺氧的严重程度不同,这取决于呼吸暂停持续时间的长短、机体耗氧量的大小、呼吸暂停发生前的血氧饱和度水平、患者肺容量的高低、基础疾病等情况。低氧可导致儿茶酚胺分泌增高,导致高血压的形成。低氧还可以导致心律失常、促红细胞生成素升高、红细胞升高、血小板活性升高、纤溶活性下降,从而诱发冠心病和脑血栓等。低氧还可以导致肾小球滤过率增加,使夜尿增加,并且能使排尿反射弧受到影响,在儿童患者表现为遗尿,少数的成人 OSAHS 患者也偶有遗尿现象。总之,低氧对机体的影响几乎是全身性的,OSAHS 所引起的病理生理改变也几乎是全身性的。

2.睡眠结构紊乱 由于睡眠过程中反复发生呼吸暂停和低通气,引起睡眠过程中反复出现微觉醒,造成睡眠结构紊乱,Ⅲ、Ⅳ期睡眠和 REM 期睡眠明显减少,使患者的睡眠效率下降,从而导致白天嗜睡、乏力、注意力不集中、记忆力减退,长期影响可使患者发生抑郁、烦躁、易怒等性格改变。机体内的许多内分泌激素,如生长激素、雄性激素、儿茶酚胺、心房利钠肽、胰岛素等的分泌都与睡眠有关,OSAHS 患者由于睡眠结构紊乱,不可避免地影响这些激素的分泌。生长激素的分泌与Ⅲ、Ⅳ期睡眠密切相关,Ⅲ、Ⅳ期睡眠减少,生长激素分泌就减少,严重影响儿童的生长发育;在成人患者,生长激素分泌过少也可引起机体的代谢紊乱,使脂肪过度增加,肥胖加重,进一步加重睡眠呼吸暂停的发生,形成恶性循环。OSAHS 患者睾酮分泌减少,加之 REM 期睡眠减少等因素造成的性器官末梢神经损害,可引起性欲减退、阳痿等性功能障碍。

3.胸腔压力的变化 发生睡眠呼吸暂停时,吸气时胸腔内负压明显增加,由于心脏及许多大血管均在胸腔内,因而胸腔内压的剧烈波动会对心血管系统产生巨大的影响,如心脏扩大和血管摆动等,同时由于胸腔高负压的抽吸作用,使胃内容物易反流至食管和(或)咽喉部,引起反流性食管炎、咽喉炎。在儿童患者,长期的胸腔高负压还可引起胸廓发育的畸形。

另外,OSAHS 患者往往有很高的血清瘦素水平,瘦素水平升高是一种代偿性反应,而高的瘦素水平可能直接影响到呼吸中枢功能,引起呼吸暂停。OSAHS 患者长期缺氧和睡眠质量下降还可造成机体免疫功能下降。

五、临床表现

1.症状

(1)睡眠打鼾,这往往是患者就诊的主要原因。随着年龄和体重的增加,打鼾症状可逐渐增加,并呈间歇性,出现反复的呼吸短暂停止现象。严重者可有夜间憋醒现象。呼吸暂停现象一般在仰卧位时加重,所以某些严重的患者不能仰卧位睡眠。

(2)白天嗜睡,是患者另一主要的临床症状,程度不一。轻者表现为轻度困倦、乏力,对工作生活无明显的影响;重者可有不可抑制嗜睡,在驾驶甚至谈话过程中出现入睡现象。患者入睡很快,睡眠时间延长,但睡后精神体力无明显恢复。

(3)患者可有记忆力减退,注意力不集中,反应迟钝。

(4)患者晨起后口干,常有异物感。

(5)部分患者可有晨起后头疼,血压升高。

(6)部分重症患者可出现性功能障碍,夜尿次数增加甚至遗尿,病程较长的患者可出现烦躁、易怒或抑郁等性格改变。

(7)合并并发症者可出现相应的症状,如夜间心绞痛、心律失常等。

(8)儿童患者还有遗尿、注意力不集中、学习成绩下降、生长发育迟缓、胸廓发育畸形等表现。

2. 体征

(1) 一般征象：成年患者多数比较肥胖或明显肥胖，颈部短粗，重症患者有较明显的嗜睡，常在就诊过程中出现瞌睡，部分患者有明显的上下颌骨发育不良。儿童患者一般发育较同龄人差，可有颅面发育异常，还可见胸廓发育畸形。

(2) 上气道征象：咽腔尤其是口咽腔狭窄，扁桃体肥大，软腭肥厚松弛，悬雍垂肥厚过长；部分患者还可见鼻中隔偏曲、鼻息肉、腺样体肥大、舌根肥厚、舌根淋巴组织增生、咽侧索肥厚等。

六、辅助检查

1. 多导睡眠监测　多导睡眠监测（polysomnography, PSG）目前是诊断 OSAHS 的金标准，其监测指标主要包括以下项目。

(1) 脑电图：是 PSG 的重要指标，用于判定患者的睡眠状态、睡眠时相，以了解患者的睡眠结构并计算患者的睡眠有效率和呼吸暂停低通气指数。

(2) 口鼻气流：监测睡眠过程中呼吸状态的指标，以了解有无呼吸暂停和低通气。

(3) 血氧饱和度（SaO_2）：监测睡眠过程中的血氧变化，以了解患者夜间的血氧水平和变化，目前主要应用经皮脉搏血氧饱和度来进行监测。

(4) 胸腹呼吸运动：监测呼吸暂停发生时有无呼吸运动的存在，据此判断呼吸暂停的性质，以区分阻塞性、中枢性和混合性呼吸暂停。

(5) 眼电图和下颌肌电图：辅助判定睡眠状态、睡眠时相，对区分 REM 期和 NREM 期有重要的作用。

(6) 体位：测定患者睡眠过程中的体位，用于了解体位与呼吸暂停低通气发生的关系，一般情况下，患者在仰卧位时呼吸暂停低通气发生的频率和程度较重。

(7) 胫前肌肌电：主要用于鉴别不宁腿综合征，该综合征患者夜间睡眠过程中发生反复规律性腿动，引起睡眠的反复觉醒，睡眠结构紊乱，导致白天嗜睡。

2. 定位诊断及相关检查　目前可应用下述手段评估 OSAHS 的上气道阻塞部位，分析可能的病因。

(1) 纤维鼻咽喉镜辅以 Müller 检查法：可观察上气道各部位的截面积及引起狭窄的结构。Müller 检查法即嘱患者捏鼻闭口，用力吸气，用以模拟上气道阻塞状态下咽腔塌陷的情况。两者结合检查是目前评估上气道阻塞部位常用的方法。

(2) 上气道持续压力测定：是目前最为准确的定位诊断方法，该方法是将含有微型压力传感器的导管自鼻腔经咽腔一直放入到食道内，该导管表面的压力传感器分别位于上气道的不同部位，正常吸气时导管上的全部传感器均显示一致的负压变化，当上气道某一处发生阻塞时，阻塞平面以上的压力传感器将不显示压力变化，据此可判定上气道的阻塞部位。

(3) 头颅 X 线定位测量：该方法主要用于评价骨性气道的形态特点。

(4) 上气道 CT、MRI：可以对上气道进行两维和三维的观察、测量，更好地了解上气道的形态结构特点。

七、诊断及鉴别诊断

依据中华医学会耳鼻咽喉头颈外科分会和中华耳鼻咽喉头颈外科杂志编委会于 2009 年共同修订的阻塞性睡眠呼吸暂停低通气综合征诊断和疗效评定依据暨外科治疗原则指南的规定,OSAHS 诊断的确立需同时满足临床症状与 PSG 检查两项内容。

1. OSAHS 诊断依据　患者睡眠时打鼾、反复呼吸暂停,通常伴有白天嗜睡、注意力不集中、情绪障碍等症状,或合并高血压、缺血性心脏病或脑卒中、2 型糖尿病等。

多道睡眠监测(polysomnography,PSG)检查 AHI≥5 次/h,呼吸暂停和低通气以阻塞性为主。如有条件以 RDI 为标准。

2. OSAHS 病情程度和低氧血症严重程度判断依据　(见表 2-3-1、表 2-3-2)

表 2-3-1　OSAHS 病情程度判断依据

程度	AHI(次/h)
轻度	5~15
中度	>15~30
重度	>30

表 2-3-2　低氧血症程度判断依据

程度	最低 SaO$_2$
轻度	≥0.85~0.9
中度	0.65~<0.85
重度	<0.65

注:以 AHI 为标准对 OSAHS 病情程度进行评判,注明低氧血症情况。例如:AHI 为 25 次/h,最低 SaO$_2$ 为 0.88,则报告为"中度 OSAHS 合并轻度低氧血症"。即使 AHI 判断病情程度较轻,如合并高血压、缺血性心脏病、脑卒中、2 型糖尿病等相关疾病,应按重度积极治疗

3. 鉴别诊断　OSAHS 需与下列疾病鉴别:中枢性睡眠呼吸暂停综合征、上气道阻力综合征;其他伴有 OSAHS 症状的疾病,如甲状腺功能低下、肢端肥大症等。

八、治疗

OSAHS 的治疗应根据患者的不同病因、病情,选择不同的治疗方法,提倡个体化综合治疗。

1. 一般治疗　减肥、戒烟、戒酒、加强体育锻炼、建立侧卧睡眠习惯等。

2. 持续正压通气治疗　持续正压通气(continuous positive airway pressure,CPAP)治疗是目前应用最为广泛且有效的方法。其原理是通过一定压力的机械通气,使患者的上气道保持开放状态,保证睡眠过程中呼吸通畅,其工作压力范围一般为 4~20cmH$_2$O,对接受 CPAP 治疗的患者需测定其最低有效治疗压力并设定之,如果压力过低则达不到治疗目的,并且可

引起危险,压力过高时患者则不易耐受。

3.手术治疗　手术治疗是目前治疗 OSAHS 的重要手段之一,针对 OSAHS 患者狭窄阻塞部位的不同,有各种不同的术式,主要包括鼻腔、鼻咽手术,如鼻中隔偏曲矫正术、下鼻甲减容术、腺样体切除术等;口咽腔手术,如悬雍垂腭咽成形术(UPPP)、硬腭截短软腭前移术、软腭射频消融术等;喉咽部手术,如舌根部分切除术、颏前移术、舌骨悬吊术等,口腔颌面外科手术,如双颌前徙术等。其中以 UPPP 术开展最为广泛。

UPPP 手术自 1980 年 Fugita 首次报道以来,在临床上得到了广泛的应用,但手术的有效率仅为 50% 左右,而且传统的 UPPP 手术容易造成鼻咽部瘢痕狭窄、闭锁、鼻腔反流、开放性鼻音等并发症。所以许多学者对传统的 UPPP 手术进行了各种改良,韩德民教授自 1998 年起通过对软腭、悬雍垂及其周围解剖结构深入研究后,首次提出了腭帆间隙的概念,并采用保留悬雍垂,保护软腭功能性肌肉和较完整保留黏膜组织的改良 UPPP 手术(H－UPPP)治疗以口咽部狭窄为主的 OSAHS,有效地提高了手术疗效,避免了上述并发症的发生。

手术适应证的选择是保证手术疗效的关键,要根据患者的不同阻塞部位选择不同的手术方式,各种手术方式单独或联合应用,对于不适合手术的患者应采取非手术治疗。

4.口腔矫治器治疗　即睡眠时佩戴特定的口内装置,将下颌向前牵拉,以扩大舌根后气道,主要适用于舌根后气道狭窄的患者,长期配戴有引起颞下颌关节损害的风险。

5.药物治疗　尽管有较多药物治疗的尝试,但目前未发现明确有效的药物。

第二节　闭合性喉外伤

喉处于呼吸道的最窄部位,具有呼吸、发音和吞咽保护等功能。闭合性喉外伤是危及生命的严重创伤,如不能正确认识并适当处理,可导致窒息死亡或遗留严重的后遗症。喉创伤常与颅脑、胸腹等重要脏器损伤并存,是多部位复合伤的一部分。

一、病因

喉上有下颌骨,下有胸骨保护,侧有胸锁乳突肌,后有椎骨,它的可移动性提供了进一步的保护。因此,单独发生喉外伤的机会较小,但在外力打击情况下容易将喉挤压于颈椎骨前发生闭合性损伤。比如车祸,方向盘撞击喉部导致喉软骨粉碎性骨折(方向盘综合征);骑摩托车撞在颈部平面的固定物体上,或被绳索勒住颈部(晾衣绳伤);运动时被球类击伤;工伤事故(围巾被机器卷入勒伤);自缢;扼颈等。

二、病理

喉气管受到暴力挤压后,造成软骨和周围软组织损伤,出现颈部肿胀,皮下淤血,喉水肿,血肿,黏膜撕裂造成皮下气肿。软骨出现骨折、移位。中老年人软骨钙化,易发生骨折。

三、临床表现

1.颈部及喉部疼痛,吞咽时加重。

2.声嘶　因声带水肿、淤血或损伤、麻痹所致。

3.呼吸困难　以吸气性呼吸困难为主,伴喘鸣。如果损伤较轻,当时可无呼吸困难,数天后逐渐出现呼吸困难,严重时可发生急性喉梗阻,甚至窒息。

4.咯血　一般出血量不多,可自行停止。

5.颈部皮下气肿　颈部气肿可扩展至颌下、面颊、胸腹等部位。若进入纵隔可致纵隔气肿,引起呼吸困难。

6.颈部肿胀和出现瘀斑,擦痕,触痛,甲状软骨和环状软骨弓的体表标志消失,有骨摩擦音,皮下气肿时可触及捻发音。

四、检查

1.物理检查　颈部有皮肤擦伤、挫伤、喉触痛,喉解剖结构改变,如喉结消失。

2.纤维鼻咽喉镜检查　喉黏膜撕裂和血肿,声带固定或不在同一平面上。喉内软组织变形或移位,喉框架软骨暴露和突出,或黏膜下变形。

3.CT 检查　影像学能显示内镜不能发现的深层次损伤,如喉软骨骨折或脱位,喉狭窄的范围,是否合并有颈椎骨折等。

五、分类

喉创伤可根据 Schaefer－Fuhrman 法分类(表 2－3－3)。

表 2－3－3　Schaefer－Fuhrman 法分类

分类
1 类轻度喉内血肿或撕裂伤
2 类水肿,血肿,轻度黏膜撕裂,没有暴露软骨,没有移位的骨折,不同程度的气道损伤
3 类大范围水肿,大面积黏膜撕裂,软骨暴露有移位的骨折,声带固定
4 类与 3 类相同但更严重:黏膜破坏,前联合破坏不稳定的骨折,2 条或更多的骨折线
5 类喉气管完全分离

六、诊断

根据病史、临床表现、喉镜及放射影像学检查,可作出诊断。

七、治疗

1.呼吸道处理　处理喉创伤首先要评估和保证气道安全,同时保护颈椎,固定头部,避免颈部过多运动。有颅脑等重要器官损伤时应先行救治。呼吸困难且有喘鸣的患者应立即局麻下行低位气管切开。不主张气管内插管,因为这可能使喉创伤恶化,加速气道完全梗阻,导致无法插入气管插管和窒息。在有颌面复合伤及颈部不能活动的患者,气管插管也会十分困难。如果已经气管插管,应早期换成气管切开,以防止喉狭窄形成。

2. 保守治疗 喉内镜检查喉内正常或轻微血肿,喉框架无损伤,无呼吸困难,CT检查气道宽畅,可以保守治疗。如果24h内出现喉水肿应静脉给予糖皮质激素治疗。头抬高防止喉水肿进一步发展。如果有喉黏膜破裂,应给予预防性广谱抗菌药物。

3. 外科治疗 有显著损伤的患者应给予外科治疗。一般应在伤后12h内修复喉损伤。治疗延误可导致肉芽和瘢痕组织形成,发展成喉狭窄。

(1)内镜下治疗:需手术的患者应在气管切开后做喉镜和气管镜检查,有时还需做直达喉镜和食管镜检查。一部分患者可在内镜下做喉内治疗,如血肿引流,修复撕裂的黏膜和声带,环杓关节复位。如果有广泛的双侧喉黏膜损伤,应使用支撑器以防止黏连。

(2)开放式手术修复:主要适应证是不稳定或粉碎性喉骨折,环气管分离,前联合分离,广泛的黏膜破裂。一般在环状软骨平面做横行颈部切口,颈阔肌下翻起皮瓣。中线分离带状肌并向两侧牵拉。前联合或严重的喉内损伤可做垂直切口喉裂开修复。吸除血肿,撕裂的黏膜用5−0可吸收线缝合。黏膜缺失可用局部黏膜瓣重建,特别是后联合的损伤可以用梨状窝或声门上黏膜瓣来修复,以防止喉狭窄。将声带的前缘缝合固定于甲状软骨前界或其外软骨膜上,尽量使声带在同一高度,以获得最佳发音效果。甲状软骨骨折可用小的钛板或可吸收材料修复。环状软骨弓可单独用缝合材料修复。

(3)喉内支撑:放置支撑器的主要适应证是喉框架粉碎性骨折。在双侧声带表面损伤的患者,支撑器可用于防止前联合蹼的形成。喉支撑器可用T形硅胶管。软的硅胶支撑器可以减少支撑器本身引起的黏膜损伤。2~4周后拔除支撑器。

(4)声带麻痹的治疗:环杓关节脱位引起的声带麻痹可经内镜操作复位。严重创伤时喉返神经会受到挤压甚至断裂。仅在明确是完全麻痹的情况下才考虑探查神经。断裂的神经应当在无张力下修复。如果缺损较大,应考虑耳大神经或腓肠神经移植修复。神经修复不能完全恢复喉的运动功能,但可能提高喉肌的肌张力从而改善发音。

(5)环气管分离的处理:严重喉创伤可导致第一气管环与环状软骨间断裂。手术时颈前正中垂直切口,找到气管后,将气管切开口下移至正常气管环。将断裂的气管修剪平整后与环状软骨吻合。吻合时从后壁开始,交替使用3−0可吸收和不可吸收线,逐步缝向前壁。结均打在腔外。缝线穿过黏膜下平面。如果同时有气管挤压伤,需要放置支撑器一段时间。

(6)部分或全喉切除:如果有大面积喉组织缺失,部分或全喉切除可能是适应证,尽管这种情况在非战争情况下很少见。

4. 术后护理 任何声带修复术后均应严格禁声2~3d。鼻饲饮食至伤口拆线。有黏膜撕裂伤的患者可使用抗反流药和抗菌药物。患者头高位以减轻水肿。鼓励早期下床活动。定期喉内镜检查,除去肉芽组织,防止瘢痕形成。环气管分离的患者,术后保持颈部前屈位7d,防止吻合口牵拉。术后前几天可在颌下皮肤与前胸皮肤之间用丝线悬吊缝合,防止头后仰。

5. 后遗症 所有喉创伤患者均应定期随访观察至少1年。远期后遗症主要是喉狭窄,失声和误吸。有声带麻痹者应仔细观察声带是否恢复运动。发音结构正常而单侧声带麻痹者,需经9~12个月观察,若无恢复则试行声带内移术。如果有双侧声带麻痹导致喉梗阻,应保留气管套管,以方便早期做杓状软骨切除术。后联合或气管肉芽导致的喉狭窄应及时在损伤部位注射类固醇激素,以减少肉芽形成。不应让肉芽组织成熟至瘢痕,因为后者很难处理。

6.结果　结果依赖于创伤的性质和严重程度,是否及时诊断和适当处理。术后发音效果与原发创伤的严重程度相关。12h内干预结果较好,延误治疗可导致喉气管狭窄。

第三节　喉狭窄

一、定义

喉狭窄是指各种原因导致喉部瘢痕组织形成,使喉腔变窄或闭锁,出现呼吸困难或发音障碍的一种疾病。

二、病因

1.喉外伤　喉外伤是喉狭窄的主要原因之一,包括切割伤、钝器击伤、颈部勒伤、车祸时颈部撞击在方向盘上等,这些损伤可伤及喉软骨和黏膜,导致喉软骨框架破坏,黏膜撕裂,喉内血肿形成,愈合过程中瘢痕逐渐形成,使喉腔变窄。

2.长期喉气管插管　长期经口喉气管插管辅助正压通气也是喉狭窄的常见原因。多见于颅脑外伤或重症疾病需呼吸机治疗患者。插管气囊压力过大、时间过长或型号过大均可导致软骨膜炎和软骨炎,继之软骨吸收、黏膜下纤维结缔组织增生、瘢痕收缩。这类损伤主要在声门下和声门后部。糖尿病、心衰、中风和营养不良患者更易发生喉狭窄。

3.喉癌喉部分切除术后　易发生于垂直部分喉切除术后患者,术中用颈前带状肌修复声带及术后放疗者多见。

4.喉部特异性感染　如结核、梅毒、狼疮等,常后遗喉狭窄。

5.特发性　原因不明,可能与自身免疫性疾病有关。绝大部分为女性,常发生于声门下区,进展缓慢,病程数年,表现为活动后气短,易误诊为"哮喘"。许多患者出现明显呼吸困难后经喉镜检查方能确诊。

6.化学损伤　误吸、误吞强酸、强碱性液体引起。

三、狭窄部位和严重程度

狭窄部位按喉的解剖分区可分为声门上、声门和声门下。其中以声门下和声门区常见。严重程度的分度尚无统一标准,目前国际上应用最多的是1994年Myer-Cotton提出的Ⅳ度分度法。它基于阻塞平面狭窄面积占正常管腔面积的百分比来计算。Ⅰ度,狭窄面积小于50%;Ⅱ度,狭窄面积为51%~70%;Ⅲ度,狭窄面积为71%~99%;Ⅳ度为完全阻塞。

四、临床表现

1.呼吸困难　喉狭窄患者就诊的主要原因是呼吸困难。病因和严重程度不同,呼吸困难出现的时间和程度也不同。轻度喉狭窄表现为活动后气短,如上楼、体力劳动等。重度喉狭窄可出现平静时呼吸困难,吸气时锁骨上窝、胸骨上窝和肋间凹陷,甚至窒息。喉外伤引起的狭窄可即刻出现呼吸困难,而特异性感染和特发性喉狭窄则可能在数月或数年后出现。喉气管插管引起者,视插管留置时间长短和损伤程度,可能在拔管后立即出现呼吸困难或数周至2个月内逐渐出现。对于呼吸困难已做气管切开患者,临床表现为堵气管切开管困难和不能拔管。

2.声嘶或无声　出现声嘶表明声带或附近结构受损,喉腔完全闭锁则失音。

3.喉鸣　未做气管切开的患者常因喉腔狭窄出现喉鸣。

4.咳嗽　喉腔分泌物不易排出可刺激产生阵发性咳嗽。

五、检查

1.病史和物理查体　详细的病史采集对我们判断喉狭窄的病因有重要帮助。需询问有无外伤史、麻醉插管史,有无呼吸道手术病史、气管切开时的年龄等。婴幼儿需要了解是否足月顺产,出生时体重、哭声或发音质量。除系统全身查体外,还应特别注意颈前和胸部的听诊,以寻找可能的上气道狭窄平面。其他可能影响治疗效果的头颈疾病亦应考虑到,如颅面畸形、小颌畸形、巨舌症、后鼻孔闭锁、喉软化、声带麻痹等。

2.放射影像学检查　对喉狭窄和颈段气管狭窄,最常用的是喉气管侧位X线片。数字X光机拍出的侧位片可清晰显示会厌、甲状软骨、喉室、声门下区域、环状软骨、气管腔等结构,对判断狭窄部位及测量狭窄长度很有帮助。轴位CT可显示正常管腔和狭窄部位管腔的横截面大小,并可判断环状软骨或气管软骨的缺失程度。对于不能耐受内镜检查的儿童患者,螺旋CT虚拟成像有助于了解狭窄程度和性质。有进食呛咳史的患者,可选择性做食管碘油造影或食管镜检查,以排除气管食管瘘并判断狭窄部位与食管的关系,防止手术中瘢痕去除过多致误伤食管。

3.内镜检查　内镜包括软镜和硬镜。软镜指的是电子或纤维鼻咽喉镜,硬镜常用硬支气管镜或Hopkins内镜,是喉狭窄患者必做的检查之一。检查应当在清醒状态下进行,观察双侧鼻孔、下咽、声门上及声门情况,应特别注意声带运动情况,有无一侧或双侧声带固定。儿童患者检查时常常哭闹,声门下不易观察清楚,应在全麻下用硬镜做进一步检查。通常先用直达喉镜对声门区做基本观察,然后用硬镜通过声门对声门下及气管进行观察,判断有无狭窄、狭窄部位及长度、严重程度、连续还是间断、瘢痕还是肉芽。当内镜伸至气管切开口上方时应仔细检查有无软骨塌陷、肉芽或瘢痕。在保证通气安全的情况下,可短暂拔出麻醉插管以观察瘘口下方有无肉芽或瘢痕形成。

六、诊断

根据病史、临床表现、喉镜及放射影像学检查,可作出诊断。

七、治疗

1.手术治疗　原则上以手术治疗为主,目标是建立一个通畅的气道并拔除气管套管,同时尽量减少对喉功能的损害,保留发音和吞咽保护功能。对狭窄的部位、严重程度、声带运动情况等作出详细评估,以便选择合适的手术方式。手术时机应选择患者全身情况稳定,能耐受全麻手术为宜。对于炎症或自身免疫性疾病引起者,应待炎症消退后再行手术。

2.内镜下修复　适用于 Myer－Cotton Ⅰ度和Ⅱ度非环周性狭窄,对声门下环周性狭窄,其瘢痕厚度不能超过 1cm。在支撑喉镜或内镜辅助下,用喉显微器械、吸切器或 CO_2 激光去除瘢痕,尽量保留正常黏膜。对环周状瘢痕可做放射状切开。术后应用抗菌药物 1～3 周,可选择性使用抗胃反流药物。6 周后作喉镜检查,评估伤口愈合及手术效果。内镜下治疗的优点是损伤小、患者恢复快,但适应证有限,疗效不稳定,有时需多次治疗才能达到满意效果。多次手术失败者应选择开放性手术修复。

3.开放性手术　开放性手术是Ⅲ、Ⅳ度狭窄治疗的主要方法。治疗的关键是重建一个宽畅的喉框架。由于Ⅲ、Ⅳ度狭窄多数都伴有喉软骨缺损,因此需要使用移植材料来加宽喉腔。常用的移植物有肋软骨、甲状软骨、鼻中隔黏膜软骨、舌骨、胸骨舌骨肌皮瓣等。按狭窄部位不同选择合适的手术方式。

(1)声门前部狭窄:喉外伤可使甲状软骨骨折,喉内黏膜撕裂,愈合后声门前部形成瘢痕样喉蹼。喉蹼超过 3mm 可产生声嘶,而厚的喉蹼则可引起呼吸困难。瘢痕较薄时可在内镜下用显微器械或 CO_2 激光切除。此时两侧声带对应面有创面,需要放置喉模 3 周左右,待创面完全愈合后拔除喉模,否则可能再次形成瘢痕导致狭窄。若瘢痕较厚,超过声门下 5mm,应采用喉裂开方法去除瘢痕。创面较大时,可取口腔黏膜覆盖,以防肉芽组织过度增生。

(2)声门后部狭窄:声门后部狭窄常由气管插管引起。较轻的声门后部狭窄仅在杓间有蹼形成,可在内镜下切除并通过气管切开口放置碘仿纱条充填的指套 2 周;严重的声门后部狭窄常合并杓状软骨固定,需要喉裂开修复。切除瘢痕后如果一侧杓状软骨可活动,则固定的另一侧杓状软骨可以不切除。当双侧杓状软骨固定时,需切除一侧杓状软骨以取得足够宽的声门区。裸露的创面需要用周围黏膜瓣、口腔黏膜或皮片移植。喉模或指套放置 2～3 周。

(3)声门完全狭窄:声门完全狭窄常合并声门下狭窄。由于狭窄范围较广,很少用内镜下治疗。喉裂开进路是主要手术方式。正中裂开甲状软骨及瘢痕组织,从中间向两边逐渐切除瘢痕组织,尽量保留黏膜。如果有广泛的黏膜缺损,需移植口腔黏膜、鼻中隔黏膜或刃厚皮片。需放置喉支撑器 4～8 周。

另一种重建方法是用会厌瓣。这种术式适用于下列情况:严重声门狭窄,声门前后经减少 50％以上。声门合并声门下狭窄,或声门合并声门上狭窄且有完整的会厌。甲状软骨正中裂开入路,在中线切除厚的瘢痕。辨认会厌根部,切断中间的甲状会厌韧带。会厌下拉到环状软骨弓前方,会厌瓣两侧缝合于甲状软骨前外侧缘,根部向下缝合于环状软骨弓。这一术式形成一个上皮化、宽敞的前联合,可以部分切开会厌茎部软骨,使会厌茎部能合拢形成较尖锐的前联合。

(4)声门下狭窄:大部分声门下狭窄患者需要开放式手术重建声门下气道。大致可分为 2 类手术,一类是在原有病变基础上加宽气道的修复重建手术,另一类是切除病灶的环气管部分切除端端吻合术。

①修复重建术:适用Ⅱ、Ⅲ度狭窄。

正中裂开环状软骨弓,切除声门下瘢痕,创面用口腔黏膜或刃厚皮片覆盖。放置 T 形硅胶支撑器。当管腔狭窄较严重时,需要用移植物加宽环状软骨前壁。常用的移植物有胸骨舌骨肌皮瓣、带肌蒂的舌骨及各种游离软骨。

胸骨舌骨肌皮瓣的制作方法是游离一侧的胸骨舌骨肌,保留上下端肌蒂,根据狭窄的长度切取相应长度皮肤并保留在肌肉上,左右方向翻转肌皮瓣180°,皮肤面向管腔并与管腔游离缘缝合,使皮肤成为声门下管腔的一部。利用上下肌蒂对肌皮瓣的牵张力使皮瓣不至于塌陷入管腔。需放置 T 形硅胶管 3 个月左右。

带肌蒂舌骨的制作方法是保留舌骨下方的胸骨舌骨肌蒂,切取一段舌骨体,垂直放在狭窄中间,周围缝合固定。由于有肌蒂附着,骨的成活率较高。

各种游离软骨移植物已用于管腔加宽。这些移植物有不同程度的吸收,需延长支撑器放置时间,以便吸收的移植物被坚硬成熟的瘢痕替代。肋软骨具有软骨量大、易雕刻的优点。鼻中隔黏膜软骨已成功用于喉和上段气管狭窄的患者,可修复长度达 3cm 的狭窄。理论上其自身带有的呼吸道黏膜上皮是其优势,因为它可以立即提供与狭窄区相似的呼吸道黏膜上皮。甲状软骨厚度与环状软骨相当,处于同一手术野,取材方便,创伤小,也是很好的软骨移植材料。其他自体移植物,包括耳郭软骨、锁骨、游离舌骨也在使用,但未被广泛接受。

当有严重声门下狭窄联合声门后部狭窄,或声门和声门下完全闭锁时应考虑环状软骨板后部裂开移植物加宽。从前面环气管裂开入路,避免破坏前联合。中线切开后面的环状软骨板至后部的黏膜下平面。不必切除瘢痕组织,杓间肌如有瘢痕需分离。中间放置带软骨膜的软骨移植物用于加宽。需放支撑器至少 3 个月。

②环气管部分切除甲状气管吻合术:适用于Ⅳ度狭窄。

严重声门下狭窄或其他方法失败时可考虑环状软骨部分切除甲状气管吻合术。声门下瘢痕距声带应有至少 3mm 的正常管腔。这一术式主要风险是喉返神经损伤和吻合口裂开致再狭窄。

手术包括暴露狭窄段喉气管。由于有广泛的瘢痕,辨认并解剖喉返神经常常是危险的。分离气管应在气管软骨膜平面以下。狭窄下方的切除线在正常气管环的上缘,将气管前壁切成斜角。狭窄上方可切到环状软骨板后面,刚好在环甲关节以下。吻合口用 3-0 线间断黏膜下缝合并置于管腔之外。当吻合张力大时应采取降喉措施,即切断舌骨上肌群,将喉下拉以减少吻合口张力。术后头保持前倾弯曲位 7～10d。如果未做气管切开,患者需保留麻醉插管 3～4d。

第四章 耳鼻喉疾病护理

第一节 先天性耳畸形的护理

一、先天性耳前瘘管患者的护理

(一)概述

先天性耳前瘘管(congenital preauricular fistula)是临床上常见的一种外耳畸形,国内调查资料显示该病发病率为 1.2%,男女比例为 1:1.7,单侧与双侧发病之比为 4:1。

(二)病因

先天性耳前瘘管为胚胎时期形成耳郭的第 1、第 2 腮弓的 6 个小丘样结节融合不良或第一腮沟封闭不全所致,常单独发生而不伴有其他外耳畸形。

(三)病理

先天性耳前瘘管为一狭窄的盲管,瘘道的开口多位于耳轮角前,少数可在耳甲腔或三角窝。瘘道深浅不一,常有分支,可深达耳轮脚或耳郭部软骨。管壁为复层扁平上皮,具有毛囊、汗腺、皮脂腺等组织;管腔内常有脱落上皮及细菌等混合而成的豆渣样物质,味臭。

(四)诊断要点

根据症状和局部检查,一般诊断无困难。

1.临床表现 一般无症状,按压时可有少许稀薄黏液或乳白色脂样物自瘘口溢出,味臭,局部可有瘙痒不适感。如继发感染,则局部及周围组织可发生红肿、疼痛,甚至形成脓肿。反复发作可致瘘口周围皮肤溃烂并形成瘢痕。

2.检查 可见瘘管口多位于耳轮脚前,少数在耳屏间切迹及耳郭。常为盲管,深浅不一,可呈分支状,甚至深达耳郭软骨内。

(五)治疗

1.无感染或无任何症状者,常不需治疗。

2.急性感染期须全身使用抗生素控制炎症,脓肿形成须切开引流。

3.局部瘙痒伴分泌物溢出者,以及反复发生感染者,应行耳前瘘管切除术。

(六)主要护理问题

1.有感染的危险 与疾病性质有关。

2.疼痛 与手术伤口疼痛及瘘管感染有关。

3.**焦虑** 与担心手术及疾病预后有关。

4.**知识缺乏** 缺乏疾病、手术及自我保健的相关知识。

（七）护理目标

1.患者耳前瘘管无感染。

2.患者疼痛减轻或能耐受。

3.患者了解疾病的治疗、护理及预后，焦虑缓解。

4.患者及家属了解疾病、手术及自我保健的相关知识。

（八）术前护理措施

1.**术前健康教育**

（1）讲解有关疾病及手术的知识，让患者及家属以良好的心态对待疾病及手术。

（2）饮食指导：嘱患者禁烟酒，禁食辛辣、刺激性食物。

2.**病情观察及护理**（见表2-4-1）

表2-4-1 术前病情观察及护理

项目	护理内容
预防瘘管感染	保持瘘管周围皮肤清洁、干燥，洗头后及时擦干耳周皮肤；勿抓挠瘘管周围皮肤，忌自行局部涂抹不洁药膏、药水；增强机体抵抗力，营养均衡，预防感冒
瘘管感染的护理	出现瘘管感染，脓肿形成，应先行脓肿切开引流，予0.9%氯化钠溶液或碘仿纱条填塞，以充分引流分泌物，控制感染 术后每日伤口换药，更换0.9%氯化钠溶液纱条，直至瘘管周围皮肤红肿消失 遵医嘱使用抗生素治疗，观察用药后反应及效果
皮肤准备	术前1日沐浴、洗头，注意勿污染瘘管处 备皮，剃除耳郭周围7～10cm的头发，长发患者剩余头发扎成马尾辫，偏向健侧，充分暴露手术部位

3.**术前常规准备**

（1）协助完善术前相关检查：胸部X线片、心电图、肝肾功能、出凝血时间、血细胞分析、与输血相关的微生物检查等。

（2）术前1d遵医嘱行抗生素皮试，备亚甲蓝1支，以便术中染色用。

（3）全身麻醉者术前6～8h禁食、禁饮。

（4）术晨更换清洁病员服，建立静脉通道，术前半小时遵医嘱使用抗生素等药物。

（5）与手术室人员核对患者信息、术中用药后将患者送入手术室。

（九）术后护理措施

1.**体位护理** 全身麻醉者去枕平卧4～6h，头偏向一侧，全身麻醉清醒后可根据患者需求抬高床头，健侧卧位。

2.**饮食护理** 全身麻醉患者术后4h先饮水少许，如无不适，半小时后可进食软食，告知用健侧咀嚼。

3.**病情观察及护理**（见表2-4-2）

表2-4-2 病情观察及护理

项目	病情观察及护理
伤口出血的观察	根据病情给予心电监护,监测生命体征的变化并及时记录 观察伤口敷料包扎是否完整、无松脱及渗血情况并及时记录 告知患者及家属伤口敷料加压包扎的重要性,嘱其勿自行拆除敷料
疼痛护理	评估患者疼痛情况、不舒适的程度 加强心理护理,如不能耐受遵医嘱慎用镇静药或镇痛药 指导其健侧卧位,防止伤口受压 提供安静舒适的环境

4.健康宣教

(1)保持伤口清洁、干燥,伤口完全愈合前禁止游泳、淋浴。

(2)按时门诊复查、换药,直至伤口完全愈合。

(3)禁止用手搔抓耳前瘘管处。

(十)特别关注

1.耳前瘘管感染的预防及处理。

2.出院健康教育。

二、先天性耳郭畸形患者的护理

(一)概述

先天性耳郭畸形(congenital malformation of auricle)以单侧畸形多见,男性较女性多发。可因耳郭的大小、位置和形态不同而异。

(二)病因

先天性耳郭畸形由第1鳃弓和第2鳃弓及两者之间的鳃沟发育异常所引起。

(三)分类

1.隐耳 耳郭部分或全部隐藏于颞侧皮下。

2.小耳 耳郭发育不全且较正常者小,常伴外耳道及中耳畸形。

3.副耳 耳屏前方或颊部或颈部可见一个或数个大小不一、形态各异的肉赘样突起,其内可能有软骨。

4.招风耳 耳郭向前倾斜,耳郭与乳突部夹角增大,对耳轮和三角窝消失,耳郭上部扁平,而耳垂和耳屏的位置正常。

5.杯状耳 耳轮向前过度弯曲,对耳轮和三角窝明显内陷,耳郭形如杯状。

6.移位耳 耳郭向下或向前等各个方向移位,形态基本正常或有轻微畸形。

7.大耳 耳郭某一部分过度发育,全耳郭肥大少见。

8.猿耳 耳郭上缘与后缘交界处出现一向后的三角形突起,如猿耳之耳尖部,属返祖现象。

(四)诊断要点

1.耳郭病变根据视诊和触诊即可确诊,但须询问患者家中是否有类似病例及母亲妊娠时有无染病或服药史。

2.须全面检查排除是否伴发其他畸形。

3.根据具体情况行听力学检查,包括纯音测听、声导抗、耳声发射及脑干诱发电位等。

4.影像学检查包括耳部 CT 或 MRI,了解有无合并中耳、面神经及内耳畸形。

(五)治疗

1.因耳郭畸形影响外观要求治疗者,可根据病情于 5～6 岁安排耳郭整形术,因为此时患儿的耳郭与成年相比仅差数毫米,加之其肋软骨也已够取做支架,手术可降低容貌对患儿心理的负面影响。

2.双耳重度畸形伴外耳道闭锁者,为改善听力可在学龄前行外耳道及鼓室成形术。

(六)主要护理问题

1.知识缺乏 缺乏疾病及手术相关知识。

2.语言交流障碍 与听力差有关。

3.舒适的改变 与伤口疼痛、耳道内纱条填塞、耳部加压包扎有关。

4.伤口出血加重的危险 与手术创伤有关。

5.焦虑 与耳郭畸形、缺乏疾病相关知识及对手术期望值过高有关。

(七)护理目标

1.患者或家属了解疾病及手术相关知识,能正确对待自身的缺陷,积极配合治疗及护理。

2.通过提高音量、使用写字板等,患者能与外界进行沟通交流。

3.伤口无活动性出血发生或发生出血后能及时处理。

4.患者不舒适感减轻或消失。

5.患者压力缓解,能正确理解手术的目的,接受手术效果。

(八)术前护理措施

1.术前健康教育

(1)做好入院健康教育,向患者及家属讲解疾病及手术的相关知识,讲解同种疾病的手术效果及预后。

(2)了解患者的心理状态,加强心理社会支持,鼓励患者表达自身的感受,教会患者自我放松的方法,缓解压力,找回自信。

(3)向患者及家属讲解术前注意事项,使患者积极配合手术。

2.病情观察及护理

(1)了解患者外耳道闭锁的程度,听力有无损害;在与听力下降的患者沟通时,应提高音量;若听力损害程度严重,应教会患者简单的手势与外界交流,会写字的患者,可为其准备写字板。

(2)观察患者耳道内有无流脓、流液等感染或中耳炎的征兆,并及时报告主管医生。

3.术前常规准备

(1)协助完善相关术前检查:耳部 CT、心电图、肝肾功能、出凝血实验等。

(2)术前 1 d 遵医嘱做抗生素皮试,沐浴、洗头,剃除术侧耳郭周围 7～10cm 的头发。留长发的患者应将剩余头发扎成辫子,偏向健侧,禁用钢夹之类金属头饰固定头发,充分暴露出手术部位。

(3)全身麻醉者术前 6～8 h 禁食、禁饮。

(4)术晨更换清洁病员服,建立静脉通道(一般为健侧上肢),术前半小时遵医嘱使用抗生素等药物。

(5)患者由病房接入手术室时,与手术室人员核对患者信息后将患者送入手术室。

(九)术后护理措施

1.术后护理常规

(1)全身麻醉术后护理常规

①了解麻醉和手术方式、术中情况。

②持续低流量吸氧。

③持续心电监护,严密监测生命体征变化。

④床挡保护防坠床。

(2)体位及活动:麻醉未清醒前去枕平卧,头偏向健侧;麻醉清醒后予平卧位,6 h后可自主体位休息,鼓励早期活动,无头晕、呕吐者可在搀扶下于病室内活动,无不适可以适当增加活动量。

(3)饮食护理

①全身麻醉清醒后4 h可饮水50mL,无不适即可进食软食,3 d以后逐步过渡到普食。

②如患者出现频繁呕吐,应暂禁食或少量多次饮水,待病情好转后逐步从流质过渡到普食。

(4)疼痛护理

①评估疼痛的部位及性质、程度、发作时间及规律。

②讲解引起疼痛的原因,安慰患者,加强心理护理。

③留陪护,加强生活护理及心理支持,指导患者采用松弛疗法。

④遵医嘱使用镇静、镇痛药物,可使用一次性镇痛泵持续镇痛,镇痛药物主要是芬太尼。

⑤为患者提供安静、舒适的休息环境。

2.病情观察及护理

(1)观察耳部伤口渗血情况:包括渗血的颜色、性质及渗血量。

(2)保持耳部敷料包扎完整,告知患者耳部加压包扎的重要性及可能引起的不适,嘱勿自行拆除耳部敷料,以免引起伤口出血。

(3)予健侧卧位,避免术耳受压,进食时用健侧咀嚼,以免引起伤口出血及加重疼痛。

3.健康宣教(见表2-4-3)

表2-4-3　出院健康教育内容

项目	护理内容
复查	术后一般7 d拆线,14 d抽出外耳道填塞纱条,以后根据病情由医生决定复查时间 出现耳道出血、流脓,切口疼痛、红肿等异常情况应及时门诊复查
注意事项	术后1个月内避免剧烈活动或重体力劳动 保持耳部清洁,勿自行挖耳,勿用力擤鼻 掌握正确的擤鼻及滴鼻药方法 忌游泳,洗头、沐浴时要避免污水入耳

（十）特别关注

1.术后耳部观察及护理。

2.心理护理。

3.出院健康宣教。

第二节　耳部肿瘤的护理

一、外耳道肿瘤患者的护理

（一）概述

常见的外耳道肿瘤包括外生骨疣、乳头状瘤及耵聍腺肿瘤,多数为良性,少数为恶性。

（二）病因

1.外耳道外生骨疣　与水上运动有关,常被称为"游泳者结节",被认为是由冰水刺激耳的深部骨膜致骨外膜的骨质沉淀增加所致。

2.外耳道乳头状瘤　多发生于软骨部皮肤表面,一般认为该病与局部的慢性刺激及病毒感染有关,不洁净的挖耳是常见的病毒感染传播途径。

3.外耳道耵聍腺肿瘤　是发生于外耳道的具有腺样结构的肿瘤,好发于外耳道软骨部耵聍腺分布区,常见为腺瘤和混合瘤。

（三）病理

1.外耳道外生骨疣　病理检查为骨疣骨质中含有丰富的骨细胞和基质,但无纤维血管窦。

2.外耳道乳头状瘤　病理表现为鳞状细胞或基底细胞异常增生。

3.外耳道耵聍腺肿瘤　起源于外耳道软骨部耵聍腺导管上皮和肌上皮,病理组织学可分为耵聍腺瘤、混合瘤、腺样囊性癌和耵聍腺癌等。

（四）诊断要点

1.外耳道外生骨疣

（1）临床表现:体积小者可无任何症状,体积增大到一定程度,可阻塞外耳道,引起耳闷、耳鸣、听力下降等症状。

（2）检查:耳镜检查可见外耳道骨部结节状或半圆形硬结节。耳部 CT 可见骨性外耳道狭窄,有与骨密度一致的半圆形影。

2.外耳道乳头状瘤

（1）临床表现:肿瘤小者可无症状,但瘤体充满外耳道时可有耳内阻塞感或听力下降。继发感染可有耳痛、流血及流脓。

（2）检查:耳镜检查可见外耳道乳头状新生物堵塞,多无蒂,基底较广,触之易出血。

3.外耳道耵聍腺肿瘤

（1）临床表现:患者自觉症状多不明显,随着肿瘤的增大,可引起耳痛、耳闷塞感及听力下降等症状。明显耳痛及出血常提示肿瘤恶性。

（2）检查：检查所见因肿瘤性质不同而有所差异。耵聍腺瘤和混合瘤外观多呈灰白色息肉状，表面光滑，质地较韧。腺样囊性癌和耵聍腺癌常可见外耳道内肉芽样或结节状新生物，表面不光滑，外耳道红肿狭窄，伴有血性分泌物。

（五）治疗

1. 外耳道外生骨疣　无症状者不需处理，有症状者及时手术切除。

2. 外耳道乳头状瘤　本病有恶变倾向，需常规病理活检。治疗应及早手术彻底清除。病理证实癌变者，需行扩大乳突根治术或颞骨部分切除术，术后行放疗。

3. 外耳道耵聍腺肿瘤　该类肿瘤对放射线均不敏感，故确诊后应该以手术根治性切除为主。

（六）主要护理问题

1. 舒适的改变　与耳部疼痛、瘙痒、耳道内纱条填塞有关。

2. 焦虑/恐惧　与担心疾病预后有关。

3. 潜在伤口出血　与手术创伤有关。

4. 知识缺乏　缺乏疾病治疗、护理等知识。

（七）护理目标

1. 患者不舒适感减轻，能耐受疼痛。

2. 焦虑情绪缓解，能正确对待疾病。

3. 伤口无出血。

4. 患者了解疾病知识，积极配合治疗。

（八）术前护理措施

1. 心理护理

（1）了解患者对疾病的认知程度，向其讲解有关疾病的表现、治疗方法及护理的相关知识，以消除或减轻患者的焦虑情绪。

（2）积极患者沟通，鼓励表达自身感受，了解心理状态，针对个体情况进行针对性心理护理。

2. 术前准备

（1）完善术前常规检查，如血细胞分析、肝肾功、出凝血时间、与输血相关的微生物心电图、胸部 X 线片。

（2）术前 1 日遵医嘱做抗生素皮试、备皮，剃除患耳周围 7～10cm 头发。

（3）饮食准备：全身麻醉患者术前 6～8 h 禁食、禁饮。

（4）术晨更换清洁病员服，建立静脉通道，术前半小时按医嘱静脉滴注抗生素。

（九）术后护理措施

1. 术后护理常规（见表 2－4－4）

表 2-4-4　常规护理内容

项目	护理内容
全身麻醉术后护理常规	了解麻醉和手术方式、术中情况,有无输血及输血反应等
	持续低流量吸氧
	持续心电监护,严密监测生命体征变化
	麻醉清醒前应加床挡保护,防坠床
卧位	全身麻醉患者未清醒前予平卧位、头偏向一侧,清醒后即可给予自动体位体息,但需避免术耳受压
饮食	全身麻醉清醒后 4h 可饮温开水 50mL,如无恶心、呕吐等,再过 2h 可进食软食
	饮食宜清淡,避免过热、过硬,忌食辛辣、刺激性食物
	进食时避免用患侧咀嚼,减少肌肉牵拉引起的疼痛

2.伤口及病情的观察

(1)观察耳部伤口有无渗血、渗液,以及渗出液的颜色、性质和量,如有活动性出血,应及时通知医生处理。

(2)保持耳部敷料包扎完整,告知患者加压包扎及耳道内纱条填塞的重要性,嘱其勿自行拆除敷料,以免引起出血。

(3)注意倾听患者的主诉,如有头晕、恶心等症状,应嘱其卧床休息,加强巡视,加床挡保护,防止跌伤。

(4)监测生命体征的变化,发现异常情况及时处理。

3.健康宣教

(1)保持外耳道清洁、干燥,术后伤口愈合前禁止游泳,避免污水入耳,禁止用手挖耳。

(2)术后按时复查,一般术后 1 周伤口拆线,2 周抽取耳道内纱条,以后按医生指导确定复查时间。

(3)注意自我保健,发现耳道流脓、溢液、红肿、疼痛、眩晕等异常情况应及时就诊。

(十)特别关注

1.伤口及病情观察。

2.健康教育内容。

二、中耳癌患者的护理

(一)概述

中耳癌(carcinoma of middle ear)是发生于中耳及乳突区的恶性肿瘤,占耳部肿瘤的1.5%,占全身肿瘤的 0.06%。好发年龄在 40~60 岁,性别与发病率的关系不大。

(二)病因

1.80%的中耳癌患者有长期的慢性化脓性中耳炎病史,因此认为该病与反复炎症刺激有关。

2.中耳乳头状瘤也可发生癌变。

3.电离辐射等理化刺激是中耳癌变的可能因素。

（三）病理

中耳癌以鳞状上皮细胞癌多见，反复炎症刺激致鼓室黏膜上皮血液循环及营养发生障碍，使鼓室黏膜上皮转变为复层扁平上皮。部分中耳癌组织切片中有胆脂瘤结构，提示该肿瘤可能起源于胆脂瘤上皮。

（四）诊断要点

1. 临床表现

（1）主要症状有持续性耳深部疼痛，耳内出血或有血性分泌物，以及耳闷、耳鸣、听力下降、眩晕、面瘫等。

（2）晚期患者有颈部淋巴结转移，其他脑神经受累症状。

2. 检查

（1）凡有以下表现者应警惕中耳癌可能：中耳炎患者出现血性分泌物或突然出现面瘫者；中耳或外耳道内有肉芽及乳头状新生物，切除后迅速复发或触之易出血者；耳深部持续疼痛者。

（2）影像学检查：颞骨薄层 CT 扫描及 MRI，有助于本病的诊断及了解病变范围。

（3）病理学检查：为确诊中耳癌的可靠办法。

（五）治疗

1. 手术治疗　根据病变范围可行乳突根治术或扩大乳突根治术，以及颞骨次全切除术或颞骨全切除术。

2. 根据病情安排手术前后进行放射及化学治疗。

（六）主要护理问题

1. 恐惧　与担心疾病预后有关。

2. 生活自理能力下降　与耳痛、眩晕、术后伤口疼痛等有关。

3. 有跌倒的危险　与眩晕有关。

4. 有体液不足的危险　与疾病所致张口困难、摄入液体不足有关。

5. 潜在伤口出血　与手术创伤有关。

6. 自我形象紊乱　与疾病所致面瘫及手术创伤有关。

（七）护理目标

1. 患者恐惧心理减轻或消除，积极配合治疗及护理。

2. 患者能在护士及家属的协助下生活部分自理。

3. 患者未发生跌伤。

4. 患者未出现营养失调及水、电解质紊乱。

5. 伤口未发生活动性出血。

6. 了解疾病有关的保健、自护知识，接受面部形象的改变。

（八）术前护理措施

1. 心理护理

（1）积极与患者及家属沟通，了解患者对疾病的认知程度及家庭的支持情况，寻求患者家属及亲人的心理支持，有针对性地进行心理护理。

（2）向患者讲解疾病的治疗、护理要点及预后情况，告知病情信息，介绍同种疾病的康复情况,增强患者战胜疾病的信心。

(3)鼓励患者表达自身感受,评估焦虑/抑郁程度的程度,积极采取干预措施。

2.病情观察及护理

(1)观察外耳道有无出血,记录出血量、颜色、性质。

(2)判断患者听力受损的程度,如有听力障碍,应根据患者的文化程度及教育背景指导患者应用手势或其他方式(如用写字板等)进行交流。

(3)有面瘫的患者,应观察与面瘫相关的症状,采取相应措施,预防角膜干燥及暴露性角膜炎的发生。

(4)张口困难的患者,观察张口困难的程度,根据情况指导患者的饮食,及时补充液体,给予支持治疗。

3.术前准备

(1)协助患者完善术前常规检查,如血细胞分析、肝肾功能、出凝血时间、与输血相关的微生物检查、心电图、胸部 X 线片,特别是耳部 CT、电解质检查。

(2)术前 1d 遵医嘱做抗生素皮试,做好交叉配血试验,一般备同型红细胞悬液 2～4U。

(3)备皮:术前 1d 沐浴、洗头,剪短头发,剃除患耳周围 7～10cm 的头发;男性患者刮胡须。

(4)术前 6～8h 禁食、禁饮。

(5)介绍手术的目的及术中、术后的配合,注意事项等,提高患者对疾病的认识。

(6)术晨更换清洁病员服,取下所有随身饰物,建立静脉通道,按医嘱用药,与手术室人员核对患者信息后将患者送入手术室。

(九)术后护理措施

1.外科护理常规(见表 2－4－5)。

表 2－4－5 常规护理内容

项目	护理内容
全身麻醉术后护理常规	了解麻醉和手术方式、术中情况,有无输血及输血反应等 持续低流量吸氧 持续心电监护,严密监测生命体征变化 麻醉清醒前应加床挡保护,防坠床
伤口观察及护理	观察耳部或面部伤口渗血情况。包括渗血的颜色、性质及量,如有活动性出血,应及时报告主管医生 告知患者敷料加压包扎及耳道内纱条填塞的重要性,以及敷料拆除及纱条取出的时间,嘱其勿自行拆除,以免引起伤口出血
疼痛护理	评估患者疼痛的部位及性质、程度、持续时间,鼓励患者表达其主观感受 讲解引起疼痛的原因,安慰患者,加强心理 护理指导并教会患者采用松弛疗法,以分散注意力,缓解疼痛 遵医嘱给予镇静、镇痛药物 协助选择舒适的体位 为患者提供安静舒适的休息环境
基础护理	做好口腔护理、协助进食、保持患者及床单元的整洁;注意保暖,防止感冒

2.病情观察及护理(见表2-4-6)。

表2-4-6　病情观察及护理

项目	护理内容
耳部护理	保持敷料清洁、干燥,包扎完整、无松脱 观察伤口敷料浸血情况,估计出血量,若有活动性出血,应通知医生,给予止血处理或重新加压包扎 观察耳道内有无色透明液体渗出,警惕脑脊液耳漏的发生 加强术耳保护,予健侧卧位,防止受压,进食时用健侧咀嚼,以免引起伤口出血及加重疼痛
引流管护理	妥善固定引流管,防止受压,避免引流管折叠或脱出 保持引流管通畅,定时挤压引流管 观察引流液的颜色、性质及量,引流量应每日逐渐减少,如引流液持续为鲜红色或48小时后引流液仍大于50mL/日,应报告主管医生,予以处理
观察并记录	张口受限、进食困难的患者,记录出入量 有恶心、呕吐的患者,观察呕吐的性质,呕吐物的量;呕吐频繁者,遵医嘱使用止吐药物;如呕吐为喷射性伴剧烈头痛,应警惕颅内并发症的发生 有眩晕的患者,应嘱患者卧床休息,避免下床活动;为患者创造良好的休息环境,减少陪伴及探视,避免声光的刺激,多倾听患者主诉,给予心理安慰 观察有无头痛、意识改变等,警惕颅内并发症的发生

3.饮食护理(见表2-4-7)。

表2-4-7　饮食护理

时间	护理内容	进食量
术后当日	全身麻醉术后4~6h,进食温冷的软食	首次饮水50mL,无恶心、呕吐半小时后进食流质或软食,每次200~300mL
术后第1d	温冷的流质或软食健侧咀嚼	根据患者需要,少量多餐
术后2~3d	软食,宜温冷健侧咀嚼	根据患者需要,少量多餐
3d以后	逐步过渡至普食,注意营养丰富,忌过热、过硬、辣、刺激性食物;禁烟酒	根据患者需要,少量多餐

注:安置胃管的患者应管喂高蛋白、高热量、富含维生素的流质饮食;恶心、呕吐的患者应为其准备偏凉、清淡的饮食,且少量多餐。

4.体位及活动(见表2-4-8)

表2-4-8　体位及活动

项目	护理内容
手术当日(全身麻醉清醒前)	去枕平卧位,头偏向一侧
手术当日(全身麻醉清醒后)	半卧位,头偏向健侧
术后第1~3d	半卧位为主,可床上运动,或搀扶下在床旁活动
术后第4d	半卧位为主,可在屋内活动
术后1周起	适当增加活动度

注:活动能力应当根据患者个体化情况,循序渐进。

5.健康宣教(见表2—4—9)

表2—4—9 中耳癌术后健康教育内容

项目	健康教育内容
饮食	四要:要温冷、要健侧咀嚼、要营养均衡、要容易消化 四忌:忌辛辣刺激性食物、忌坚硬食物、忌过热食物、忌烟酒
活动及习惯	术后半年内避免剧烈或重体力活动,禁止游泳、潜水 养成良好的生活习惯,避免过度劳累 保持生活和工作环境的清洁和通风 保持鼻腔通畅,如有上呼吸道感染或咽部疾病应及时治疗 保持耳部的清洁、干燥,避免污水入耳
用药	掌握正确滴鼻及滴耳的方法 遵医嘱准确用药
复查	定期门诊复查。术后一般7d拆线,14d抽出外耳道填塞纱条,以后根据病情由医生决定复查时间 术后1个月、3个月、6个月各复查1次,1年后每6个月复查1次
注意事项	勿自行挖耳,勿用力擤鼻,掌握正确的擤鼻方法 术后切勿游泳,洗头、沐浴时要避免污水入耳 如术后出现耳痛、耳流脓、头痛、眩晕、呕吐等应及时就诊 术后到肿瘤科进一步治疗,视情况选择放射、化疗

(十)并发症的处理及护理

并发症的处理及护理(见表2—4—10)

表2—4—10 并发症的处理及护理

常见并发症	临床症状	处理及护理
脑脊液漏	鼻腔或外耳道有无色、清亮液体流出	绝对卧床休息,床头抬高15°~30° 密切观察病情变化 遵医嘱使用抗生素预防颅内感染 如两周不能自愈应行手术修补
颅内并发症	恶心、呕吐、剧烈头痛、视乳头水肿等颅内高压症状 高热,意识障碍等	手术治疗:乳突探查及脓肿穿刺、脓肿摘除 足量抗生素 支持疗法,保持水、电解质平衡,降低颅内压 脑疝和脑疝前期:立即脱水、气管插管给氧、开颅、脓肿穿刺等

第三节　鼻先天性疾病的护理

一、先天性后鼻孔闭锁患者的护理

（一）概述

先天性后鼻孔闭锁为一少见畸形，闭锁可发生在单侧或双侧，单侧与双侧之比为 3∶2，闭锁处组织可为膜性、骨性或混合性，骨性占 90％。

（二）病因

有关本病病因主要有以下学说：颊鼻膜未自行破裂、颊咽膜上端未溶解、骨性后鼻孔异常发育、鼻突和腭突异常发育及上皮栓块演化学说等。

（三）诊断要点

1.临床表现　儿童及成人期患者主要症状为鼻阻塞，睡眠时有鼾症和呼吸暂停综合征，新生儿只会用鼻呼吸，一旦为双侧闭锁，必将导致闭口时呼吸困难、紫绀、甚至窒息死亡。单侧闭锁时可无症状。

2.检查　可用导尿管或卷棉子试探，或行碘油造影。鼻内镜及 CT 检查亦可明确诊断。

（四）治疗

1.急救治疗新生儿双侧后鼻孔闭锁应迅速建立经口呼吸通道，保证呼吸通畅，再择期手术。

2.手术治疗可经鼻腔、经腭部、经鼻中隔及经上颌窦 4 种途径手术。

（五）主要护理问题

1.呼吸形态的改变　与单侧后鼻孔闭锁鼻阻有关。

2.潜在的窒息　与双侧后鼻孔闭锁鼻阻、误吸、入睡后呼吸暂停有关。

3.潜在出血加重　与手术创伤有关。

4.舒适的改变　与鼻腔填塞引起的疼痛不适有关。

5.营养不足　与后鼻孔闭锁、进食困难等有关。

6.有感染的危险　与手术创伤、误吸、机体抵抗力低下等有关。

7.知识缺乏　缺乏对患者的正确喂养、缺乏疾病治疗、护理及自我保健等相关知识。

（六）护理目标

1.习惯经口呼吸，或鼻腔油纱条取出后呼吸顺畅。

2.未发生误吸及呼吸困难，或误吸和呼吸困难得到及时处理。

3.未发生出血，或出血得到及时处理。

4.对疼痛能够耐受，知晓引起不适的原因。

5.患儿营养得到维持或改善。

6.切口愈合，无感染发生。

7.家属掌握正确喂养患儿的方法。

（七）术前护理措施

1.术前健康宣教

（1）向患者及家属解释后鼻孔闭锁手术的必要性、手术方式、注意事项。

（2）说明术中、术后可能出现的情况，该如何配合。

（3）入院后注意保暖、避免患者感冒。

2.病情观察及护理

（1）观察并记录患者神志，呼吸、口唇及面色。

（2）观察患者进食有无呛咳、缺氧、呼吸费力。

（3）入院时即有严重鼻阻、呼吸困难的患者应予低流量吸氧，监测 SpO_2。

（4）观察并记录患者有无合并身体其他部位的先天畸形，如耳畸形、耳聋、桶状胸或鸡胸，生长发育迟缓、心脏病等。

3.术前常规准备

（1）协助完成相关术前检查：鼻镜、内镜检查、鼻部 CT、碘油造影、心电图、胸片、血液检查等。

（2）术前行抗生素皮试，并做好标示，皮试阳性者通知医生处理。

（3）全身麻醉术前禁食、禁饮 6～8h。

（4）做好术区皮肤准备，剪鼻毛，成年男患者剃胡须。

（5）术晨排空大小便，取下佩戴的饰品，贵重物品交家属保管，女性患者编好辫子。

（6）术晨更换清洁病员服，建立静脉通道，遵医嘱于术前半小时使用抗生素。

（7）术前 2h 内填写《手术患者术前护理评估及交接单》，与手术室人员进行患者身份、药物核对后，将患者送入手术室。

（八）术后护理措施

1.鼻部术后常规护理

（1）全身麻醉术后护理常规

①了解手术方式、术中情况、切口和引流情况。

②持续经口低流量吸氧。

③持续心电监护，严密监测生命体征。

④床挡保护，防止坠床。

（2）伤口观察及护理

①观察鼻腔渗血情况，少许渗血，协助患者用湿巾纸或干净的卫生纸轻轻拭去。鼻腔活动性出血，应及时告知医生，准确记录出血量，并给予鼻额部冷敷。

②观察口中分泌物的性质及量，协助患者轻轻吐出口中分泌物，切勿咽下，以防止血液流入胃内刺激胃黏膜引起胃部不适。幼儿不能自行吐出口中分泌物时，若观察有频繁吞咽动作，要考虑有出血可能，及时通知医生。

③嘱患者勿用力咳嗽、咯痰，勿紧张、烦躁，保持情绪稳定。

（3）饮食护理

①全身麻醉后 4h 可饮少量温冷开水，观察半小时后无呛咳不适，可进食流质饮食，术

后第 1 天进半流质饮食,之后逐步过渡到软食。避免过烫、辛辣刺激食物。

②在进食过程中观察患者有无呛咳、误吸,对不能正常进食者应按医嘱提供静脉营养支持。

2.鼻部护理(见表 2-4-11)

表 2-4-11　鼻部护理

项目	护理内容
保持鼻部引流通畅	全身麻醉未清醒前取平卧、头偏向一侧休息,清醒后逐步抬高头部,以利于鼻腔分泌物的引流
鼻腔通气管护理	告知患者及家属安置鼻腔通气管的目的及作用,安置时间为 3~6 个月,双侧鼻腔为通气管的 U 形出口端,防止脱出、移位,切勿自行拔出或人为地拖拉通气管
	保持鼻腔通气管通畅,可以用小号吸痰管吸尽鼻腔及通气管内的分泌物,遵医嘱使用鱼肝油滴鼻剂防止鼻腔干燥
	观察患者呼吸情况,术后严密监测 SpO_2,观察神志、口唇、面色情况,有无气紧,并注意倾听患者主诉
	观察鼻腔通气管有无脱出,保持通气管在功能位置,发现异常及时通知医生处理

3.出院健康宣教

(1)避免通气管脱出、移位,防止鼻面部受外力、重力碰撞。

(2)饮食要营养全面均衡,进食易消化食物。忌烟酒、辛辣刺激性食物,保持排便通畅。

(3)预防感冒,防止上呼吸道感染。

(4)在拔出通气管前,应避免重体力劳动。

(5)教会患者正确的擤鼻及滴鼻方法。

(6)指导患儿家属正确的喂养姿势及方法。

(7)术后于 1 个月、3 个月、6 个月门诊复诊。

二、鼻部脑膜脑膨出患者的护理

(一)概述

脑膜脑膨出(meningoencepha locele)是脑膜和部分脑组织、脑脊液经过发育不完善或钙化不全的颅底骨质疝入鼻腔所致的先天性畸形。按疝出的内容分为 3 类:脑膜膨出、脑膜脑膨出及积水性脑膜脑膨出。膨出物来自颅前窝者最多,常侵入鼻根、鼻腔、眶内;颅中窝者很少,常侵入鼻咽部;颅后窝者极少,侵入鼻咽或口咽部。

(二)病因及病理

发病原因不十分清楚,胚胎时颅面的膜样骨和内软骨样骨联接处的骨化不一致,连接较薄弱,脑组织过度生长,脑组织、脑膜经该处膨出。组织病检从外至内依次为:皮肤、皮下组织、硬脑膜等,囊内有脑组织或脑脊液。

(三)诊断要点

按膨出物膨出位置分为鼻外型、鼻内型。

1.鼻外型　新生儿发现鼻根部/眶内侧圆形肿物、质柔软、光滑、透光试验阳性。哭、闹或压迫颈静脉后肿物体积增大/张力增加(Furstenberg test 阳性)。肿物随年龄增大逐渐增大,并常有眼距增宽。

2.鼻内型　新生儿、幼儿鼻塞、哺乳困难鼻腔内/鼻咽部见光滑圆形肿物、柔软、有搏动。压迫囟门、包块有增大、压肿物可回缩。

(四)治疗

一般在 2~3 岁手术治疗为主,膨出处皮肤菲薄可能破裂时需急诊手术。不可对包块试行穿刺后进行检查。

手术原则为,找到确切位置,切除或回纳膨出物,缝合硬脑膜,修补颅底缺损,闭合颅腔。

(五)主要护理问题

1.舒适的改变　与鼻塞有关。

2.营养不足　与哺乳困难、喂养不当等有关。

3.知识缺乏　缺乏疾病治疗、护理及自我保健等相关知识。

4.潜在并发症　出血、颅内感染、脑脊液鼻漏等。

5.排便异常　与饮食结构改变及排便习惯改变有关。

6.焦虑　与担心疾病预后有关。

(六)护理目标

1.头痛、鼻塞等不适减轻,能耐受。

2.营养状况得以维持或改善。

3.无并发症发生或并发症发生后得到及时处理。

4.对疾病治疗有所了解,掌握了术后相关康复知识及自我保健知识。

5.排便正常。

6.对疾病有所了解,积极治疗。

(七)术前护理措施

1.术前健康教育

(1)解释手术的必要性、最佳手术时期、手术方式及注意事项。

(2)说明术中、术后可能出现的情况,及如何配合。

(3)入院后注意保暖,避免感冒。

2.病情观察及护理

(1)观察并记录患者鼻部脑膜脑膨出类型。

(2)观察患者鼻腔通气情况,有无严重鼻塞及鼻出血发生,必要时予以吸氧,监测 SpO_2。

(3)观察有无脑脊液鼻漏症状,准确记录脑脊液的性质、量,禁止滴鼻或填塞鼻腔。

(4)观察体温、意识情况、判断有无颅内感染,遵医嘱静脉输入抗生素抗感染治疗。

(5)指导正确喂养。

3.术前常规准备

(1)协助完成相关术前检查:鼻镜、内镜检查、鼻部 CT、MRI、心电图、胸片、血液检查等。

(2)术前行抗生素皮试,按医嘱使用抗生素。

(3)全身麻醉术前禁食、禁饮 6~8h。

(4)做好术区皮肤准备,剪鼻毛,成年男患者剃胡须。准备供组织区皮肤,一般准备大腿外侧皮肤。

(5)练习床上大小便。

(6)更换清洁病员服,建立静脉通道。

(7)术晨排空大小便,取下佩戴的饰品,贵重物品交家属保管,术前 2h 内填写《手术患者术前护理评估及交接单》,与手术室人员进行患者、药物核对后,将患者送入手术室。

(八)术后护理措施

1.术后常规护理

(1)全身麻醉术后护理常规

①了解手术方式、术中情况、切口情况。

②持续低流量经口吸氧。

③持续心电监护,严密监测生命体征。

④床挡保护,防止坠床。

(2)体位:绝对卧床休息 1 周,床头可抬高 20°~30°。

(3)疼痛护理

①观察疼痛的部位、性质,向患者解释疼痛的原因。

②给予鼻额部间断冷敷。

③禁止擅自抽出鼻腔填塞物。

④评估疼痛的部位及程度,遵医嘱予镇静、镇痛药或安置镇痛泵。出现头痛剧烈,伴恶心、呕吐时及时通知医生。

(4)口腔护理

①协助患者及时吐出或吸出口中分泌物。

②保持口腔清洁、湿润,鼓励患者多饮水。

③口唇干裂的患者可涂液体石蜡或润唇膏。

(5)饮食护理

①全身麻醉术后 4h 可先喝少量温冷开水,无不适后可进温冷的流质饮食。

②术后第 1d 可进温冷的半流质饮食,1 周后逐步过渡到软食,限制饮水量每日 1 000mL。

③注意少食多餐,忌过烫、辛辣、硬性、刺激性食物。

(6)用药

①遵医嘱使用足量的、能透过血—脑屏障的抗生素抗感染治疗。

②静脉快速滴入 20%甘露醇降颅内压治疗。

③遵医嘱术后次日予清鱼肝油滴鼻。

2.病情观察及护理

(1)观察鼻腔出血情况,术后鼻腔少量渗血为正常情况,如果鼻腔出现活动出血,或口中吐出大量鲜血,应及时通知医生,配合进行止血处理。

(2)观察有无脑脊液鼻漏。

(3)观察有无头痛、呕吐、视乳头水肿等,防止颅内压增高。

(4)观察伤口渗血情况,换药时注意无菌操作。

3.健康宣教

(1)饮食

①饮食合理,营养均衡,食物宜温冷、清淡、易消化、富含维生素及纤维素,保持大便通畅。

②2周内避免过烫、辛辣、坚硬、刺激性食物,近期避免进食洋参片等活血药物或补药。

(2)活动与休息

①注意休息,劳逸结合,保持良好的心态,避免情绪激动。

②避免剧烈活动或重力劳动,防止颅内压增高。

③养成良好的生活习惯,预防感冒,避免上呼吸道感染及头面部外伤。

(3)鼻部护理

①睡眠时采取头高位,利于鼻腔分泌物的引流。

②出院3个月内不可用力擤鼻、挖鼻,避免剧烈咳嗽、打喷嚏。

③避免头面部外伤及受外力撞击,避免头部剧烈转动。

④掌握正确的滴鼻方法,正确使用滴鼻药。

(4)个人卫生:避免用过热的水洗澡和洗头,禁止按摩头部,以避免增加局部血液循环。

(5)复诊:定期门诊复查,以便观察术后疗效及判断治疗效果。

(九)并发症的处理及护理

1.出血

(1)临床表现:鼻腔出现活动性出血,口中吐出大量鲜血,面色苍白,脉搏快。

(2)处理及护理

①半卧位,及时吐出或吸出口中分泌物,勿咽下,勿用力咳嗽、咳痰。

②鼻额部冷敷或冰敷。

③指压止血或压迫双侧颈动脉。

④按医嘱使用止血药物。

⑤重新行鼻腔纱条填塞。

⑥保守治疗无效者行手术止血。

2.颅内感染

(1)临床表现

①中度发热或高热。

②剧烈头痛。

③恶心、喷射性呕吐。

④意识改变,甚至昏迷。

(2)处理及护理

①严密监测生命体征的变化。

②密切观察意识情况。

③予以物理或药物降温,并注意保暖。

④颅内高压者给予20%甘露醇或其他脱水剂静脉滴注或推注。

⑤及时使用能透过血－脑屏障的抗生素抗感染治疗,疗程 2～3 周。

⑥体温高热时抽取血培养,并根据血培养结果及时调整抗生素。

3.脑脊液鼻漏

(1)临床表现:鼻腔有无色液体流出,干燥后不结痂,低头时量增多。

(2)处理及护理

①绝对卧床休息 1 周,取平卧位、床头抬高 20°～30°。

②勿低头用力,避免增加腹压的活动,保持大便通畅,勿剧烈咳嗽、咯痰。

③勿塞鼻、挖鼻、用力擤鼻。

④进食低盐饮食,限制饮水量 1 000mL/d,避免用力咀嚼。

⑤遵医嘱使用脱水剂。

⑥保守治疗无效者,行脑脊液鼻漏修补手术。

第三篇 口腔疾病

第一章 龋病

第一节 概述

一、龋病的定义和特征

龋病(dental caries)是一种在细菌为主的多种因素影响下,牙体硬组织发生慢性进行性破坏的一种疾病。

龋病的致病因素主要包括细菌、牙菌斑、食物及牙所处的环境等。龋病的主要病理改变是牙体硬组织包括牙釉质、牙本质、牙骨质的无机物脱矿和有机物分解。

龋病的临床特征是牙体硬组织色、形、质的改变。该病发病过程缓慢,自发生开始到发现病损或能感觉到不适一般需一年以上时间。龋坏初期,往往只是牙体硬组织的脱矿,牙透明度下降,牙釉质色泽的改变,患者感觉不到它的存在,更意识不到它的危害。随着无机成分的脱矿、有机成分的破坏分解,牙釉质和牙本质疏松软化,最终发生牙体硬组织损坏,形成龋洞。龋病无自愈能力,龋洞一旦形成,无法通过其自愈而修复。龋病也不会因一次患龋就可以获得终生免疫,甚至一颗牙龋病治好后,其他牙又发病;或者某一牙的一个面龋病治好后,另一面还可能发病。

龋病是人类的常见病、多发病之一,但由于其早期症状不明显,病情发展缓慢,一般情况下也不会对人体造成致命的损害,因此往往被人们所忽视,没有得到积极的预防和治疗,以致更进一步加重了危害。如龋病未在早期及时治疗,向深部发展出现较深的龋洞时,会影响进食和饮水。当龋齿进一步发展引起牙髓炎、根尖周炎时可产生剧烈疼痛、肿胀等症状。当机体抵抗力下降或感染某些特殊细菌、微生物时,还会出现蜂窝织炎、颌骨骨髓炎等继发病。病灶内的有害物质,如细菌代谢产物和细菌毒素,通过血流或淋巴带到全身可引起心内膜炎、风湿性关节炎、慢性肾炎等,最终危害人的健康甚至生命。

龋病及其继发病对人的健康危害很大,因此需要临床医生去重视。为了更好地预防和治疗龋病,最终消灭它,有关学者从许多方面对它进行了研究,逐渐形成了龋病学这门学科。

二、龋病的历史

龋病是人类古老的疾病之一,有史以来人类就不断地与龋病进行着斗争。目前,整理出来的龋病流行病学资料,可以追溯至新石器时代。我国古代的医学,不仅对龋病有一定的认识,而且对防治有丰富的经验。我国唐代《新修本草》就有银膏补牙的记载,其配方与现代的银汞合金非常相似,比西方采用银汞合金充填龋洞要早七八百年。

欧洲的口腔医学从文艺复兴时起发展迅速,特别是 Miller 对龋病的病因学进行了一系列研究,提出了化学细菌学说,对龋病的临床实践具有重大指导意义。美国的 G. V. Black 龋病分类标准一直沿用至今。20 世纪 60 年代 Keyes 提出龋病三联因素概念,以及后来的四联因素学说都丰富了化学细菌学说的内容。随着科学技术的不断进步,对龋病认识的不断深入,近年来一些发达国家积极开展大规模的龋病防治工作,成绩显著,龋病发病率在一些国家出现了下降趋势,这预示龋病是可以预防的。

我国的龋病研究及防治工作也有了长足的进步,特别是从 20 世纪 80 年代起口腔医学发展迅速,建立了龋病防治网点和研究机构,拥有了较完整的流行病学资料,使我国的龋病防治工作取得了显著成绩。

目前正在进行的免疫防治龋坏的研究,有可能为龋病的防治开辟一条新途径。

三、龋病的流行病学

(一)评价方法

1. 患病率与发病率 患病率(prevalence rate)即患龋率,表示病程长的慢性病(如龋病)存在或流行的频率。这一指标所标示的概念,是在调查或检查时点(point),一定人群中的患龋情况。其计算公式为:

$$龋病患病率=\frac{观察时点的龋病例数}{该时点(时期)的人口数}\times k$$

"时点"在理论上无长度,但要尽可能缩短观察时间,一般不应该超过一个月。患病率是罹患某种疾病的相对人数。

基数 k 可为 100%～100 000/10 万,视具体情况而定。

发病率(incidence rate)表示在某一特定观察期间内,可能发生某病(如龋病)的一定人群新发生龋病的频率,计算公式为:

$$龋病发病率=\frac{观察期间新发生龋病例数}{同期内平均人口数}\times k$$

"观察期间"应视疾病发病过程选择年、季、月等,龋病一般要选择"年"。"一定人群"可以是某地区的全部人口,也可以选择某一性别、年龄组人口或从事某种职业的人口。

若选择"观察期间"为"年",则分母为年平均人口数,可用上年末人口数和本年末人口数的平均数,也可用期中人口数。基数概念同上。

2.龋均　无论是患病率还是发病率,都只能表达龋病流行的广度,不能反映龋病的严重程度。无论是一个人患10个龋齿,还是一个人患1个龋齿,以上述方式调查结果均只能为1个单位或1例病例,不能全面反映患龋程度的差别。因此,还应该有其他一些指数来衡量龋病的严重程度。

龋均即每个患者所患龋齿的均数。在同一个口腔中有正在发展的龋牙,有已充填过的龋牙,也有因龋而已经拔除的牙,这些牙均应统计在内。每个人的患龋牙均数包含了上述3种情况。

目前常用反映龋均的指数是龋失补(DMF)指数。该指数由Klein等学者提出,DMF为decayed－missing－filled的缩写,即龋齿数、因龋失牙数、因龋补牙数的总和。它是一种不可逆指数,能反映一个人的终身龋病经历。目前在龋病流行病学研究中,该指数被广泛使用。

根据龋病记录的详细程度,又可将其分为DMFT和DMFS指数。

DMFT指数反映患者口腔中罹患龋病的牙数,T为tooth的缩写。一组人群的DMFT指数就是受检人群中平均每个个体罹患龋齿的牙数。

由于一颗牙有4～5个牙面,DMFT指数不能对各牙面患龋情况进行比较,一颗牙的1个牙面患龋和3个牙面患龋时都只能记录为1,因此DMFT指数仍比较粗糙,有很大的局限。在没有进一步限定条件时,只能以牙为单位比较患龋的严重程度。

为了更准确地反映龋病流行的严重程度,可采用DMFS指数,S代表受龋病累及的牙面数(surface)。DMFS指数更具敏感性,特别适用于在较短期间内观察龋病的预防效果。

乳牙的龋病记录可采用DMF指数,视需要可选用DMFT或DMFS。

(二)龋病的流行情况

龋病的流行可追溯到百万年前,但随着人类进化及经济活动的发展、食物谱的改变,患龋率也有升高。龋病是人类最常见的口腔疾病,现已成为世界性问题,其发病不分种族、性别、年龄和地区。

20世纪70年代以前,10～12岁年龄组龋病流行病学研究显示,工业化程度较高的国家,如英国、澳大利亚、新西兰、美国等龋病指数较高,DMFT约为4.5;中国、马来西亚及非洲某些国家DMFT低于2.6。从20世纪80年代至90年代,随着公共口腔健康措施的实施、生活水平的改善、个人保健意识的提高,许多发达国家龋病流行情况出现下降趋势,而发展中国家开始出现龋病上升趋势。

20世纪80年代前的40年间,我国龋病发生趋势平稳。调查显示,我国患龋率平均在38%,龋均为2.5。1982—1984年在全国29个省、市、自治区中,对小学生龋病、牙周组织病调查13万人,全国恒牙患龋率城市为40.54%,农村为29.70%;乳牙患龋率,城市为79.55%,农村为58.48%。1995—1996年,我国对11个省、市调查140 712人的患龋情况,结果表明,5岁患龋率为75.00%,15岁为52.43%,18岁为55.32%,65～74岁则为64.75%。2006年结束的全国第三次口腔健康流行病学抽样调查结果显示,患龋率为73.52%,60岁以上人群患龋率最高,达85.15%。以上结果表明,我国青少年和60岁以上老年人患龋率均有上升趋势,这除了与饮食习惯改变有关之外,缺乏口腔卫生保健也是重要因素,应引起重视。

美国、英国、日本、澳大利亚等国近20年来,通过采用氟化饮水或提高口腔预防措施,龋病发病出现下降趋势,患龋率由20世纪初平均为65%,到21世纪初下降为38%。可见,龋病流行模式是可以逆转的,这得益于口腔卫生宣传教育、龋病预防和全民口腔卫生意识的提高。

20世纪60年代初,世界卫生组织(WHO)将龋病列为继心血管疾病和肿瘤后危害人类的第三大疾病,受到全世界的关注。

(三)龋病的好发部位

1. 龋病好发牙位　恒牙列中,下颌第一磨牙患龋率最高,其次是下颌第二磨牙,以后依次是上颌第一磨牙、上颌第二磨牙、前磨牙、第三磨牙、上颌前牙。下前牙患龋概率最低(图3—1—1)。

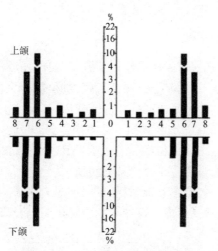

图3—1—1　恒牙列各牙患龋频率

乳牙列中,患龋率最高的是下颌第二乳磨牙,好发牙位的规律与恒牙大体相同,但下乳前牙的发病多于恒牙列下前牙(图3—1—2)。

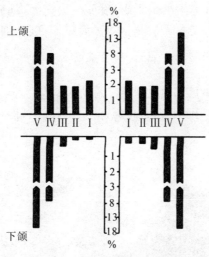

图3—1—2　乳牙列各牙患龋频率

2. 龋损好发牙面　以咬合面居首,其次是邻面,再次是颊面。

第二节　龋病的临床病理

龋病是一种细菌感染性疾病,与一般软组织感染性疾病明显不同。龋病产生的病变主要表现为牙体硬组织色、形、质的改变,即牙釉质和牙本质或牙骨质破坏,上述各种破坏到达一定程度时无法自愈,必须采用人工方法修复。

一、龋病病变过程及特点

龋病最初是牙体硬组织在菌斑内酸的作用下脱矿,酸性物质沿着牙釉质或牙骨质微细通道(沟裂、裂纹、釉板、釉梭等)向深部渗透,逐渐发展,过程极为缓慢。龋病在发生过程中由于全身或局部环境因素的改变,其病变速度可加快或减慢,甚至停止。

龋病发展到釉牙本质界(EDJ)或牙骨质－牙本质界(CDJ)时,由于该部位组织结构疏松,可能存在有微小间隙,龋坏易在此部位潜行发展。临床上常常表现为牙冠外表龋坏范围小,而釉质下方、釉牙本质交界处病情已相当严重的病损。

由于牙釉质、牙本质或牙骨质含有大量钙、磷及其他矿物质,而无血管和淋巴管等结构,因此,龋病一旦发生,几乎无修复能力。仅在牙釉质龋早期,局部环境因素改变(洁治,去除牙面菌斑和口腔卫生改善等)后可通过唾液内矿物质(主要为钙、磷和氟)沉积而再矿化。一旦牙面形成实质性缺损,就不能通过再矿化进行修复。龋病在发生发展过程中,相应部位的牙髓成牙本质细胞处于防御反应状态,细胞活性增加,形成修复性牙本质以抵抗外来刺激入侵。慢性龋修复性牙本质形成量多,急性龋成牙本质细胞来不及形成修复性牙本质而感染坏死。

二、龋病病理变化

龋病的主要病理变化是牙体硬组织脱矿,表面失去光泽,龋病部位混浊、质软,外来色素易于沉积而呈深褐色、黑褐色或墨绿色等。随牙齿脱矿,破坏加重,组织崩溃,进而出现色、形、质的改变。

(一)釉质龋

肉眼观察,釉质龋早期,表面呈现白垩色,无光泽。有色素沉着时则表现为褐色或黑褐色。光学显微镜下,龋坏釉质剖面由表面向深部可分为 4 层,即相对完整的表层、病损主体、暗层和透明层(图 3－1－3)。

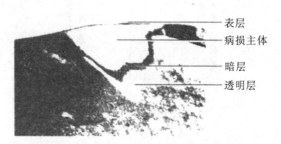

图 3－1－3　早期牙釉质龋,喹啉浸渍透射镜下影像

1. 透明层(translucent zone) 位于病损前沿,与正常釉质相连,呈透明状,生长线、柱间质及釉柱横纹均不清楚,是龋损最早期的改变。透明层的形成是由于该处釉质的晶体开始有脱矿,使晶体间隙增大,光镜下呈透明状。

高分辨率扫描电镜观察该层羟磷灰石晶体直径比正常变小。用显微放射摄影观察时,该层也显示轻度脱矿。该层由于脱矿所形成的孔隙占容积的1%,而正常釉质的孔隙容积仅占0.1%。化学分析结果显示,该层内镁和碳酸盐的含量较正常降低,提示镁和碳酸盐在龋损脱矿中首先被溶解。

2. 暗层(dark zone) 紧接于透明层表面,呈现结构混浊、模糊不清,偏振光显微镜观察可见该层的孔隙增加,占釉质容积的2%～4%。这些孔隙,有的较大,有的则较小。小的孔隙中,分子较大的树胶不能进入,而被空气占据,空气的折光系数(1.0)明显小于羟磷灰石的折光指数(1.62),所以此层呈混浊、不透明状。

3. 病损主体(body of the lesion) 位于暗层的浅面,是病损区范围最大的一层。光镜下该层生长线、柱间质及釉柱横纹均很明显,又称为"纹理明显层",其发生机制不清。偏光镜观察此孔隙在边缘部较少,约占釉质容积的5%,而在中心部则较多,约占25%,而且孔隙较大,树胶分子可以进入。

4. 表层(surface zone) 为早期釉质龋最外面的一层,光镜下表面较完整,轴质结构变化不大,放射线阻射较深层更明显。由于釉质表层的结构矿化程度高,含氟量高,镁含量较低,故抗酸能力强。此层形成可能是来自唾液和菌斑中的矿物离子,以及深部病损层脱出来的矿物离子在表层重新沉积所致。这也证实了在釉质龋早期,同时进行着脱矿与再矿化的过程。

上述各层次变化,并不是在每个病损中都同时出现,其中透明层出现率为50%,暗层为85%～90%,表层为90%。

(二)牙本质龋

牙釉质龋或牙骨质龋进一步发展侵入牙本质,使牙本质发生龋病。光学显微镜下,牙本质龋由表面向深部可分4层(图3－1－4)。

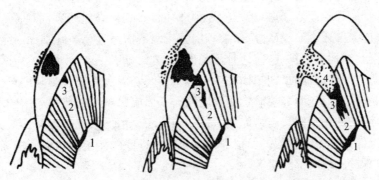

图3－1－4 典型牙本质龋病理改变示意图
1.修复性牙本质;2.硬化反应或透明层;3.脱矿层;4.细菌侵入和破坏层

1.透明层 也称硬化层,为牙本质龋的最深层改变。光镜下,此层呈均质透明状,小管结构不明显。电镜下观察小管内有较多的针状和(或)多边形矿化晶体沉淀,随时间推移,沉积晶体数量逐渐增多,最后将小管堵塞,此乃再矿化所致。在透明层内侧可见一些牙本质小管在透射光下呈云雾状,这种改变有人认为是小管内成牙本质细胞突起变性所致,故曾称为脂肪变性层。现认为小管内矿化将成牙本质细胞突起埋于其中,而深部突起在此后发生变性,即成牙本质细胞突起变性是小管内晶体沉淀所致。

2.脱矿层 位于透明层表面,是细菌侵入前酸已扩散至该区域所引起的脱矿改变。光镜下此层较狭窄,色深暗。电镜下观察小管结构较完整,小管内无细菌存在,仅见管周和管间牙本质的羟磷灰石晶体数量减少,但胶原纤维结构基本完好。此外,部分管周有时可出现少量体积比正常为大的晶体,表明脱矿同时也有再矿化发生。此层因无细菌侵入在龋治疗中可加以保留。

3.细菌侵入层 位于脱矿层表面,细菌侵入小管并繁殖,有的小管被细菌充满。牙本质小管扩张,扩张的小管可排列成佛珠状。随小管壁和管间牙本质的进一步脱矿,胶原纤维可发生变性,接着有机物基质被蛋白分解酶分解,管周牙本质变薄破坏,小管互相融合形成大小不等的坏死灶。此层内已有细菌存在,在临床窝洞预备时应彻底清除,以免以后发生继发龋。

4.坏死崩解层 为牙本质龋的最表层,也是龋洞底部的表层。此层内牙本质完全崩解破坏,只是一些残留的坏死组织和细菌等。

上述各层改变的形成过程较复杂。早期釉质和(或)牙骨质病损前沿的牙本质脱矿(脱矿层)。脱出的钙、磷离子和成牙本质细胞突起输送的钙、磷离子,在脱矿区深部、pH值相对较高区域重新沉积,使小管发生矿化、闭塞(透明层)。釉质龋进一步发展,釉质崩解形成龋洞,洞内充满细菌,这些细菌很快侵入牙本质小管,使牙本质小管进一步脱矿,同时细菌产生的酶使有机物溶解,小管扩张、破坏、融合,形成坏死灶(细菌侵入层)。坏死灶继续扩大,组织崩解破坏(腐败崩解层)。

(三)牙骨质龋

牙骨质龋是指发生于牙颈部或牙根面牙骨质层的龋病。牙骨质位于牙根部表面,矿化程度较低,抗龋能力差。尤其是釉牙骨质界处相对薄弱,正常情况下,其表面有牙龈覆盖。当牙龈萎缩时,釉牙骨质界和牙根暴露,暴露的牙颈部牙骨质表面形成菌斑,菌斑下局部pH值持续降低,酸首先使局部牙骨质脱矿,然后酸和细菌代谢产物通过穿通纤维深入牙骨质深层,并沿牙骨质的板层状结构上下扩展,使牙骨质脱矿、有机物分解,形成牙骨质的潜行性龋。

在病理形态上,牙骨质龋早期扫描电镜可见表面凹陷内有大量细菌和菌斑。显微放射摄影显示牙骨质表层下脱矿,而表层矿化相对增高。其形成机制与釉质龋表层的形成类似。由于牙骨质较薄,脱矿的牙骨质很容易崩裂、缺失,而使病变迅速累及牙本质。根部牙本质龋的组织学改变与冠部牙本质龋相似。但根部牙本质矿化程度随年龄的增加而增高,因此龋累及根部牙本质后,其进展较冠部龋缓慢。

(四)牙髓组织对患龋的反应

牙体和牙周健康的情况下,牙本质—牙髓为一复合体(dent—pulp complex)。它们是不同类型的组织,但其结构和功能上又是保持密切联系的一个整体。当龋病发生在牙釉质层,牙髓腔的成牙本质细胞会受到刺激,成牙本质细胞功能活跃。当龋病发展到牙本质层时,其刺激通过牙本质小管成牙本质细胞突或其他感受器传到牙髓组织。牙髓中未分化间叶细胞以及成纤维细胞活跃,加速修复性牙本质的形成。修复性牙本质形成的速度和量与龋病发展速度、龋病性质、龋损与牙髓距离以及刺激的性质有关。成牙本质细胞尚未形成足够的修复性牙本质时,发展迅速的急性龋和反复强烈刺激可致牙髓组织被感染,使成牙本质细胞丧失了形成修复性牙本质的功能。了解龋病发展中牙髓组织的修复功能非常重要,在龋病的诊断和治疗中有重要的临床意义。

第三节　龋病的分类和临床表现

一、按龋病的深度分类

(一)浅龋

浅龋(shallow caries)指龋坏限于牙釉质和牙骨质,一般无明显牙体缺损或仅有牙面局部色泽改变。

(二)中龋

中龋(middle caries)指龋病发展到牙本质浅层,一般可见龋洞形成。由于龋坏通常沿釉牙本质界发展,临床往往出现表面范围小,而实际内部龋损已很广泛的潜行性龋坏。

(三)深龋

深龋(deep caries)指龋病已发展到牙本质中层或深层,多有明显龋洞形成,龋洞内含有大量软化牙本质或食物残渣。

二、按龋病损害的解剖部位分类

(一)窝沟龋和平滑面龋

窝沟龋指发生于磨牙和前磨牙𬌗面窝沟或前牙舌面沟处的龋病,往往口小底大,表面呈黑色或墨浸状。平滑面龋包括邻面和近颈缘或近龈缘的牙面。

临床上根据窝沟形状(图3—1—5)分为如下几种情况。

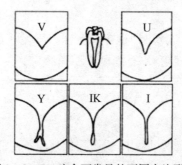

图3—1—5　咬合面常见的不同窝沟形态

(1)V 型,顶部较宽,底部渐窄,约占 34%。

(2)I 型,呈一窄的裂缝,约占 19%。

(3)U 型,从顶部到底部几乎相同,约占 19%。

(4)Y 型,约占 7%。

(5)IK 型,底部带有宽的间隙,约占 19%。

窝沟形状与龋病发生发展速度有关,细而深的窝沟比平坦而浅的窝沟更容易潴留食物且不易清洁,易发生龋病。图 3-1-6 显示骀面窝沟龋不同发展阶段。

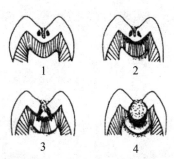

图 3-1-6　咬合面不同深度度窝沟龋与修复性牙本质形成示意图

1.早期窝沟釉质龋;2.龋坏累及釉牙本质界,髓腔面修复性牙本质形成;3.龋病沿釉牙本质层界发展,修复性牙本质形成增多;4.龋病发展到牙本质深层,牙髓感染

除窝沟外的牙面发生的龋损为平滑面龋。根据龋损部位又分为发生于近远中触点处的邻面龋和发生于牙颊或舌面釉牙骨质界处的颈部龋。

(二)线形釉质龋

线形釉质龋(linear enamel caries)指发生在上颌前牙唇面新生带处的龋损。新生线是出生前和出生后釉质的界限,上颌乳前牙龋损呈新月形。

(三)根面龋

根面龋(root caries)指发生于釉牙骨质界以下根面的龋坏。中老年人牙龈退缩,牙根暴露,患根面龋较多。根面牙骨质化学组成和结构完全不同于牙釉质和牙本质,推测致病菌和病理过程与釉质龋和牙本质龋不同。

(四)隐匿性龋

隐匿性龋指釉质下方脱矿形成龋洞,具有隐匿性。好发于磨牙沟裂下方和邻面,临床易于漏诊,仔细检查见病变区色泽较暗,X 射线检查易确诊。

三、按龋病的发展速度分类

(一)静止龋

静止龋(static caries)指龋病发展过程中,由于局部环境条件的改变,原来隐蔽的龋坏暴露于口腔,细菌和食物残渣易被进食、漱口或刷牙所去除,菌斑不能形成,失去了代谢产酸的条件,龋病发生停止。静止龋牙本质呈黑褐色、坚硬,多见于牙齿浅而平坦的骀面和邻面的龋损。典型的例子是第三磨牙拔除后,第二磨牙远中邻面浅龋或中龋往往停止发展而成为静止龋。

（二）慢性龋

慢性龋(chronic caries)发展速度缓慢,持续数年而不累及牙髓。慢性龋在一定条件下可以变成急性龋。龋坏组织呈棕褐色或棕黑色,较干燥,用挖匙不易剔除。髓腔内成牙本质细胞受到长期慢性刺激,修复牙本质形成量多。成人和老年人龋病多属此种。

（三）急性龋

急性龋(acute caries)发展速度快,数月可见组织缺损、龋洞形成。洞内龋坏湿润,呈浅黄色或灰白色,用挖器可以被大片挖出。急性龋多见于青少年恒牙或儿童乳牙。由于急性龋发展速度快,牙髓组织可在尚未形成修复性牙本质时就已发生感染、坏死。

（四）猖獗龋

猖獗龋(rampant caries)又称猛性龋,是急性龋的一种形式,表现为在短时间内全口多个牙发生较严重龋坏。猖獗龋龋损内有大量软化牙本质,呈浅黄或灰白色,多见于全身系统性疾病。如头颈部肿瘤放射治疗后,破坏了唾液腺,引起唾液的质和量的改变,患有口眼干燥、关节炎综合征的患者易患猖獗龋。

四、根据以往有无治疗分类

（一）原发性龋

原发性龋(primary caries)指初发并未经治疗的龋坏。该型龋坏依据不同病损程度,临床上有不同的表现。

（二）继发性龋

继发性龋(secondary caries)指以往治疗充填后因龋坏未去净或消毒不严,充填材料收缩,微渗漏形成而发生的龋坏。此种龋坏较隐蔽,有时难以发现。

第二章　牙髓病和根尖周病

　　牙髓病是指发生在牙髓组织的疾病,包括牙髓充血、牙髓炎、牙髓坏死和牙内吸收等,以牙髓炎最为常见。根尖周病是指发生于根尖部及其周围组织的疾病,又称根尖周炎,多为牙髓病的继发病。

　　牙髓病和根尖周病的病因相似,多为细菌感染。临床上牙髓病多由龋病发展没有得到及时处理引起,牙髓病若未经完善的治疗可进一步发展为根尖周病,两者均可发生疼痛症状。在治疗程序和方法上两者有一定的连续性和一致性,因此常将它们统称为牙髓病。

第一节　牙髓组织和根尖周组织的应用解剖和生理

一、牙髓组织解剖生理学特点

　　牙髓是牙体组织中唯一的软组织,由细胞与细胞间成分构成。牙髓作为一种特殊的疏松结缔组织,其对环境变化的反应与其他疏松结缔组织的反应基本一样,但牙髓还有自身的特点:①被无让性的牙本质包围,一旦出现炎症易产生剧烈疼痛且不易引流。②基质富含胶原纤维与纤维束,使之具有黏性。③缺乏有效的侧支血液循环,一旦发生炎症,牙髓极易坏死。

　　(一)形态学特点

　　一般情况下牙髓不能被直视,位于由牙本质围成的牙髓腔内,外由坚硬、缺乏弹性的牙本质壁包围,仅借一个或数个狭小的根尖孔与根尖周组织相连。通过X射线能观察到它的大致外形,但如果发生外伤等一些偶然的情况时,牙髓也可以暴露于口腔,其为一团红色的具有黏性的软组织。临床上用拔髓针可将有活力的牙髓从髓腔内完整地拔出,检查时发现牙髓是一个坚实、有黏性的和具有弹性的实体。

　　(二)组织学特点

　　牙髓的结构成分基本上与机体其他疏松结缔组织一样,由牙髓细胞、细胞间成分组成。

　　1. 牙髓细胞　牙髓细胞包括成牙本质细胞、成纤维细胞、防御细胞和储备细胞。

　　(1)成牙本质细胞:成牙本质细胞是一种特殊的牙髓结缔组织细胞,具有形成牙本质的作用,是牙髓牙本质复合体的特征性细胞,细胞突可贯穿整个牙本质层,到达釉质牙本质界或牙本质牙骨界。

　　(2)成纤维细胞:成纤维细胞是牙髓中的主体细胞,又称为牙髓细胞。它们分布于整个牙髓,其健康状态可以反映牙髓的年龄和活力以及牙髓抵御外界刺激的潜力。

(3)防御细胞:牙髓组织中具有防御作用的细胞,包括巨噬细胞、树突状细胞、淋巴细胞、肥大细胞等,均可存在于正常牙髓中。在炎症时,上述细胞的数目可明显增多。

(4)储备细胞:储备细胞是指原始的、未分化的间质细胞。它们是牙髓细胞的储备库,可根据需要分化成不同类型的细胞。

2.细胞间成分　细胞间成分包括胶原纤维、不定形基质和细胞间组织液,它们在维持牙髓结构的完整性和牙髓的生理功能方面具有重要意义。如牙髓中由成牙本质细胞和成纤维细胞合成和分泌的胶原纤维,它们交织成松散和不规则的网状,以支持牙髓组织中的其他结构成分。不定形基质是血管与细胞之间传递营养物质和废料的重要介质。

(三)牙髓的功能

牙髓具有 4 种基本功能:形成功能、营养功能、感觉功能以及防御功能。

1.形成功能　牙髓在牙的整个生命过程中有不断形成牙本质的功能,但形成牙本质的速率和形式有所不同。初期形成的牙本质为原发性牙本质,牙本质呈管状且排列有规律。当原发性牙本质形成之后,牙髓会继续形成牙本质,即形成继发性牙本质;龋病、磨损、酸蚀症和备洞等外界刺激可诱发牙髓形成修复性牙本质,也称为修复性牙本质。

2.营养功能　牙髓通过向成牙本质细胞和细胞突提供氧、营养物质以及牙本质液来保持牙本质的活力。牙髓中丰富的周边毛细血管网是牙髓行使营养功能的基础。牙髓无有效的侧支血液循环且血管壁薄,一旦受到外界有害刺激时易导致扩张、充血和渗出。

3.感觉功能　牙髓的神经分布丰富,是其行使感觉功能的基础。由于牙髓感觉神经末梢为游离的神经末梢,仅有疼痛感受器而无本体感受器,当它们受到外界任何有害刺激如机械、温度或化学刺激时,机体只感受到痛觉,且无定位能力。在临床上牙髓炎所导致的疼痛常表现为自发性剧痛,患者不能对患牙进行定位。

4.防御功能　牙髓在受到一定的外界刺激或损伤时,其内的神经、血管以及牙髓牙本质复合体会出现相应的反应,发挥防御功能。牙髓的防御功能包括疼痛、修复性牙本质形成和炎症反应。

一般情况下,修复性牙本质形成的量或范围与牙本质破坏的量或范围成正相关关系,与龋病等损伤发展的速度呈反相关关系,即牙本质破坏越多,修复性牙本质形成相对越多,龋病进展速度越快,修复性牙本质形成相对越少。

(四)增龄性变化

增龄性变化是指随着年龄的增长,牙髓在体积、结构和功能上所发生的一些生理性变化。值得注意的是,各种不良刺激均可加速牙髓的这些变化。

1.体积变化　成牙本质细胞具有不断形成继发性牙本质的功能,所以随着年龄的增长,髓腔周围的牙本质会不断积累增多,牙髓腔不断变小,牙髓体积就会不断缩小,甚至完全闭塞。具体表现在髓腔的大小,髓角的形态,根管的粗细、走向,根尖孔等都会发生相应的改变(图 3-2-1)。因此,在临床进行牙髓治疗时,需要拍患牙 X 射线片以了解髓腔的大小和位置以及根管的情况后再进行操作,以避免造成髓腔底或髓腔侧壁的穿孔。

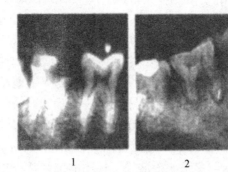

1   2

图 3-2-1　牙髓增龄性变化

1.年轻患者牙髓腔；2.年老患者牙髓腔

2.结构变化　牙髓内的疏松结缔组织结构随着年龄的增加也随之发生变化。表现为成纤维细胞的大小和数目逐渐减少；牙髓基质逐渐失去水分而变得更黏稠；胶原纤维在牙髓内的堆积区可使牙髓出现纤维变性；牙髓因神经、血管的数目发生变化而明显减少，导致牙髓组织发生营养不良性钙化，甚至出现钙化性闭塞，增加其根管治疗的难度。

3.功能变化　随着牙髓中细胞成分、血管数目及神经纤维数目的减少，牙髓的各种功能会逐渐降低，使牙髓的防御和修复功能逐渐丧失，对外界刺激的敏感性也逐渐降低。

牙髓组织与髓腔的增龄性变化情况见表 3-2-1。

表 3-2-1　牙髓组织与髓腔的增龄性变化

	年轻人	老年人
髓腔	髓腔大，髓角高，根尖孔大，牙本质小管粗	髓腔小，髓角低，根尖孔小，牙本质小管细小
牙髓	牙髓细胞多，血管丰富，神经多，纤维少	牙髓细胞少，血管不丰富，神经少，纤维多
牙髓修复力	强	弱
治疗方法	保留患牙，尽可能保活髓	保留患牙

二、根尖周组织生理学特点

根尖周组织是指位于根尖孔区和根尖孔周围的牙周组织，包括根尖部牙周膜、牙骨质和牙槽骨。其组织生理学特点与牙髓有着明显的区别。

（一）根尖部牙周膜

根尖部牙周膜由成束的胶原纤维和其间的疏松结缔组织构成，含有成纤维细胞、组织细胞和未分化的间质细胞，它位于牙骨质与牙槽骨的间隙中，通过根尖孔与牙髓相接，具有悬吊和支持牙的作用。在胶原纤维束之间的疏松结缔组织中含有神经、血管和各种细胞成分，它们可发挥不同的生理功能。

1.根尖部牙周膜内分布有触（压）觉感受器和疼痛感受器。前者可传导压力和轻微接触牙体的外部刺激，发挥本体感受功能；而后者可传导痛觉，参与防御反应。当根尖周组织发生

118

炎症时,由于炎症介质的释放、血管的扩张和局部组织压力的增加,患者既可感受到痛觉,又能明确指出患牙所在。

2.根尖部牙周膜的血液循环较为丰富,其血供有 3 个来源 ①牙槽动脉在进入根尖孔前的分支。②牙槽的血管通过筛状孔进入牙周膜。③牙龈血管分支至牙周膜。这些血管在牙周膜内形成网状吻合的血管网,牙周膜丰富的血液供应除有营养牙骨质的功能外,也能较好地清除炎性产物,提高病变区的修复能力,使病变在接受合理治疗后易痊愈。根尖周管及淋巴也较丰富,因此在根尖周发生炎症时,相应淋巴结会出现肿大和扪压痛。

3.根尖部牙周膜内含有丰富的成纤维细胞、组织细胞和未分化的间质细胞,可形成和重建根尖部牙骨质和牙槽骨。在炎症过程中未分化的间质细胞可分化成各种细胞,如成牙骨质细胞、成骨细胞或破骨细胞等。根尖部周牙周膜内还含有来源于赫特维希上皮根鞘的外胚叶细胞索,即牙周上皮剩余,它在受到炎症刺激时可增殖,形成根尖周囊肿的上皮衬里。

(二)根尖部牙骨质

牙根冠方 2/3 的牙骨质为薄的板层状结构,而根尖 1/3 的牙骨质为较厚的不规则的板层状,多为细胞性牙骨质。牙骨质的基本功能是将牙周膜的主纤维附着于根面上。此外,在正常情况下,根尖 1/3 不断有细胞性牙骨质的沉积,以补偿牙冠的磨耗,使牙根长度不断增加和使根尖孔逐渐缩小。虽然牙根的长度在不断增加,但如果以牙本质牙骨质界为测量标准,根管工作长度实际却在不断减少。在临床进行根管治疗操作中,根管预备的深度应止于牙本质牙骨质界。牙本质牙骨质界是根管最狭窄处,是牙髓与牙周组织的分界,通常距根尖孔约 1mm,在老年患牙该值可大于 1mm。牙骨质亦可修复因炎症导致的牙根病理性吸收,以及修复因牙移位导致的牙根生理性吸收,在对后者的修复过程中,可使根尖孔开口更偏向侧方。另外,在根尖诱导形成术后,牙骨质在根端硬组织屏障形成中亦具有重要作用。

(三)根尖部牙槽骨

根尖部牙槽骨由固有牙槽骨和支持骨组成。固有牙槽骨为薄层致密骨,构成牙槽窝的内壁,它在 X 射线片上呈围绕牙根的连续阻射白线,又称为硬骨板。固有牙槽骨上分布有许多小孔,这些小孔使固有牙槽骨呈筛状外观,它们是血管、神经进出的通道,因此它又被称为筛状板。固有牙槽骨的筛状特点,使牙周膜不至于与牙髓一样处在一个低顺从无让性的环境中。所以,由根尖周炎引发的疼痛远没有牙髓炎疼痛那么剧烈。另外,根尖周发生持续性炎症时可导致根尖周硬骨板的吸收,在 X 射线片上可表现为阻射白线的模糊、中断甚至消失。

第二节 牙髓病与根尖周病的病因及发病机制

引起牙髓病和根尖周病的原因很多,主要有细菌感染、物理和化学刺激以及免疫反应等。导致牙髓病和根尖周病的主要因素为细菌感染。

一、细菌因素

(一)致病细菌

牙髓病和根尖周病的常见类型均由细菌感染所致。目前,根管和根尖周的感染是以厌氧菌为主的混合感染,厌氧菌在牙髓病和根尖周病的发生和发展中具有重要作用。

1.牙髓炎症　牙髓炎症中的细菌无明显特异性,细菌的种类与牙髓的感染途径和髓腔开放与否有关。导致牙髓炎症的细菌主要是兼性厌氧球菌和厌氧杆菌,如链球菌、放线菌、乳杆菌和革兰氏阴性杆菌等。一般而言,牙髓的炎症程度与感染细菌的数量和作用时间呈正相关。

2.感染根管　厌氧菌特别是专性厌氧菌是感染根管内组织的主要细菌。较常见的优势菌有卟啉单胞菌、普氏菌、梭形杆菌、消化链球菌、放线菌、真杆菌、韦荣球菌等。卟啉单胞菌和普氏菌是感染根管内最常见的优势菌。卟啉单胞菌和普氏菌、消化链球菌、真杆菌等与根尖部出现疼痛、肿胀、叩痛和窦道形成有关,其中产黑色素普氏菌、牙髓卟啉单胞菌和牙龈卟啉单胞菌与急性根尖周炎症和根管内恶臭关系最密切。顽固性根尖周病变和窦道经久不愈可能与放线菌感染有关。

3.根尖周组织　目前人们对根管感染之后根尖周组织内菌群的认识尚显不足。有学者认为,根尖周肉芽肿中通常是一个无菌的环境;肉芽肿不是细菌生存的地方,而是细菌被杀灭的场所。

(二)感染途径

正常情况下牙本质和牙髓受到釉质和牙骨质的保护;当龋病、牙体损伤、牙体畸形及医源性因素等破坏了牙釉质或牙骨质的完整性时,牙本质甚至牙髓暴露于口腔而导致牙髓感染。引发牙髓感染的途径主要包括暴露的牙本质小管、牙髓暴露、牙周袋和血源性感染,而根尖周的感染主要是继发于牙髓感染。

1.暴露的牙本质小管　牙本质中含有大量的牙本质小管,当牙釉质或牙骨质丧失后,牙本质小管就会暴露于口腔菌群,细菌就可能侵入牙本质小管,一些细菌毒素和牙本质分解产物侵入牙髓,导致牙髓被感染。如果不及时进行相关处理,就会引起牙髓炎,并可继续发展而导致根尖周的感染。龋病是引起牙髓感染最常见的原因,一些牙体硬组织的非龋性疾病,如创伤、楔状缺损、牙重度磨损、牙隐裂等也可造成釉质或牙体的缺损,使牙本质小管暴露而引发牙髓感染。窝洞充填前未去尽腐质,腐质中的细菌或从充填物与窝洞之间因微漏而侵入的细菌,都可通过牙本质小管感染牙髓。

2.牙髓暴露　由于种种原因导致牙体硬组织的缺损,引起牙髓直接暴露于口腔环境,使细菌直接感染牙髓,引起根尖周病变。

3.牙周袋　患有牙周组织病时,深牙周袋中的细菌可以通过根尖孔或侧支根管进入牙髓,引起牙髓感染。这种由牙周途径导致的感染先感染根髓,后波及冠髓。此种牙髓感染称为逆行性感染,所引起的牙髓炎称为逆行性牙髓炎。

4.血源性感染　菌血症或脓毒血症时,细菌有可能随血运进入牙髓,引起牙髓感染。这在临床上极为少见,常发生于有过损伤的牙髓。受过损伤或病变的组织能将血流中的细菌吸收到自身所在的部位,这种现象称为引菌作用。牙髓的血源性感染途径即归于引菌作用。

(三)致病机制

进入牙髓或根尖周组织中的细菌可产生多种有害物质,它们可直接毒害组织细胞,也可通过引发炎症和免疫反应间接导致组织损伤。这些致病物质主要包括内毒素、酶和代谢产物等。

内毒素是革兰氏阴性细菌的胞壁脂多糖,通常在红细胞死亡崩解时释放出来。内毒素是很强的致炎因子,可诱发炎症反应,导致局部组织肿胀、疼痛以及骨吸收。它对细胞有直接毒害作用,还可激活 T 细胞、B 细胞,调动免疫反应,加重组织损伤。内毒素的含量与临床症状和骨质破坏的范围呈正相关。

细菌可产生和释放多种酶,导致组织的破坏和感染的扩散。一些厌氧菌,如真杆菌、普氏菌、消化球菌和卟啉单胞菌,可产生胶原酶、硫酸软骨素酶和透明质酸酶,使组织基质崩解,有利于细菌的扩散。细菌产生的蛋白酶和核酸酶还可降解蛋白质和 DNA,直接损伤牙髓和根尖周组织内的细胞。

细菌生长过程中释放的代谢产物,如氨、硫化氢、吲哚和有机酸等,能直接毒害细胞,导致组织损伤。

此外,菌体的许多成分具有抗原性,通过诱发机体免疫反应,可直接造成组织损伤。

(四)牙髓组织和根尖周组织对细菌的反应

细菌侵入牙髓和根尖周组织后,是否引起组织的病变以及导致组织损伤的程度,除了与细菌的毒力和数量有关外,还与宿主的防御能力相关。针对细菌侵入,局部组织可发生非特异性的炎症反应和特异性的免疫反应,其目的是杀灭和清除细菌及其毒性产物。但在防御过程中,不可避免地会造成组织的损伤和破坏,这对牙髓病和根尖周病的发生、发展具有重要的作用。

二、物理因素

(一)温度

牙髓对温度刺激有一定的耐受范围。口腔黏膜能耐受的温度,不会引起牙髓的病变,但过高与过低的温度刺激或温度骤然改变,都可能造成牙髓的刺激,尤其是严重磨耗的牙齿,便会引起牙髓充血,甚至转化为牙髓炎。临床上异常的温度刺激主要为高速或持续钻磨牙齿且缺乏降温措施和充填材料(金属)修复未采取保护措施,钻磨牙体组织所产生的热量与施力的大小、是否用冷却剂、钻针的种类、转速及钻磨持续的时间相关。用银汞合金材料充填深洞时,若未采取垫底、隔离等保护性措施,或垫底不当,外界温度刺激会反复、长期地刺激牙髓,导致牙髓的损伤。

(二)电流

临床上所见电流刺激牙髓,多发生在相邻或对𬌗牙上使用了两种不同的金属修复体,咬合时两种金属接触可产生电位差,通过唾液的导电作用,产生微弱的电流,称之为流电作用。长时间的流电作用可引起牙髓病变。另外,在使用牙髓活力电测试或使用离子导入法治疗牙本质敏感症时,操作不当,使用过大的电流,也会刺激牙髓。行电外科手术时,若不慎接触了银汞合金充填体,也可能导致牙髓坏死。

(三)创伤

创伤对牙髓组织和根尖周组织的影响主要取决于创伤的程度、持续的时间等。偶然的轻微创伤不至于引起组织的病变或仅造成一过性的影响。牙所受创伤可分为 3 类。

1.急性牙外伤　常见的交通事故、运动竞技、暴力斗殴、异物撞击、摔伤或咀嚼时突然咬到硬物等均可导致急性牙外伤。轻者可使牙周膜损伤导致急性创伤性牙周炎;重者甚至引起根尖血管的挫伤或断裂,使牙髓血供受阻,引起牙髓退变、炎症或坏死。牙的急性创伤不仅可引起牙髓病变,还可损伤根尖周组织,导致炎症反应。

2.医源性损伤　由于医疗工作中的意外事故而引起的牙髓损伤称为医源性牙髓炎。如牙正畸治疗时收缩间隙过快、加力过大,拔牙时误伤邻牙,牙周治疗进行龈下洁治术、翻瓣术刮治深牙周袋时累及根尖部血管,根管治疗过程中器械超出根尖孔或根充物出根尖孔等,均可以引起牙髓及根尖周的炎症或感染。

3.慢性创伤　牙齿重度磨损、创伤性咬合、磨牙症、窝洞充填物、冠修复体过高等都可引起慢性的咬合创伤,影响牙髓的血供,导致牙髓病变。

(四)其他物理因素

除上述物理因素外,头颈部恶性肿瘤患者的放射治疗、气压的急剧变化、激光的应用等因素都可导致牙髓病变。

三、化学因素

(一)垫底与充填材料

窝洞充填治疗中,需要考虑材料对牙髓组织的化学刺激性及绝缘性能,一般应进行垫底处理。直接用磷酸锌黏固剂行窝洞充填,其凝固前可释放出游离酸,引起牙髓炎症或充填后即刻疼痛。用一些可塑性材料如自凝塑料和复合树脂充填窝洞时,若未采取垫底等保护措施,这些材料中的有毒物质可穿过牙本质小管,引起牙髓的变性或坏死。

(二)失活、消毒药物

在牙髓病或根尖周病治疗或进行牙体修复过程中,如果选用消毒药物不当,药物会成为一种化学刺激,可以造成对牙髓组织的严重损伤,引发根尖周炎,此称为药物性或化学性根尖周炎。如在露髓处封亚砷酸时间过长,或亚砷酸用于年轻恒牙,砷就有可能扩散到根尖孔以外,引起药物性根尖周炎。又如在牙根管内放置酚类和醛类制剂等腐蚀性药物过多,特别是在治疗根尖孔较大的患牙时,药物也可能溢出根尖孔而引起药物性根尖周炎。

(三)酸蚀剂、黏固剂

黏固技术的应用越来越广泛,酸蚀剂的使用不当也可对牙髓组织造成严重损伤。使用酸蚀剂要注意酸的强度、酸蚀时间和剩余牙本质厚度等相关因素。绝大多数黏固剂中含有树脂成分,可以刺激牙髓,因此黏固剂成分应不断改进,以减少它们的细胞毒性作用。

四、其他因素

侵入牙髓和根尖周组织的抗原物质可诱发机体的特异性免疫反应,导致牙髓和根尖周的损伤。在根管治疗过程中,长期反复使用某些药物效果不佳,甚至加重根尖周病变,或在封入某种药物后即刻出现疼痛,均可能提示药物的半抗原作用。

某些全身性疾病,如糖尿病、白血病等可导致牙髓退变与牙髓炎,某些特异性因素可引起患牙牙髓的内吸收与外吸收,某些病毒感染牙髓可导致牙髓病变等。

第三节　牙髓病的分类、临床表现、诊断和鉴别诊断

一、牙髓病的分类

按临床表现与治疗预后将牙髓病分为：可复性牙髓炎、不可复性牙髓炎、牙髓坏死、牙髓钙化、牙内吸收。其中不可复性牙髓炎又分为急性牙髓炎、慢性牙髓炎、逆行性牙髓炎、残髓炎，牙髓钙化又分为髓石和弥漫性钙化。

二、各型牙髓病的临床表现、诊断和鉴别诊断

准确的诊断是牙髓病治疗成功的关键，临床上对牙髓病的诊断无法采用活体组织检查，主要是依据临床表现出的症状及体征来进行判断。在牙髓病的临床诊断中，确定患牙是关键，也是难点。牙髓炎诊断可按三步骤来进行，即了解主诉症状、寻找患牙、确定患牙及牙髓情况。力求不发生误诊，最终制订正确的治疗方案。

（一）可复性牙髓炎

可复性牙髓炎（reversible pulpitis）是牙髓组织以血管扩张、充血为主要病理变化的初期炎症表现，是牙髓炎症的早期阶段，相当于牙髓病组织病理学分类中的"牙髓充血"。此时，若能彻底去除作用于患牙上的病源刺激因素，同时给予患牙适当的治疗，患牙的牙髓炎症可以得到控制，牙髓是可以恢复到正常状态的。若外界刺激持续存在，牙髓的炎症则会继续发展，患牙会转成不可复性牙髓炎。

1.临床表现

（1）临床症状：当患牙受到冷热温度刺激或甜酸化学刺激时，立即出现瞬间的疼痛反应，尤其对冷刺激更敏感，刺激去除后疼痛随即消失。没有自发性疼痛。

（2）体征及辅助检查

①检查患牙：常见有深龋、深楔状缺损等接近髓腔的牙体硬组织病损，或可查及患牙有深牙周袋、咬合创伤或过大的正畸外力等。

②患牙对温度测验：尤其对冷测表现为一过性敏感，且反应迅速，当刺激去除后，症状仅持续数秒即消失。

③叩诊反应：与正常对照牙无差异。

2.诊断

（1）了解主诉症状：对温度刺激一过性敏感，有刺激痛但无自发痛的病史。

（2）寻找患牙：可发现有深龋、深楔状缺损、深牙周袋、咬合创伤或过大的正畸外力等的患牙。

（3）确定患牙及牙髓情况：患牙对冷测试表现为一过性敏感，且反应迅速。刺激去除后，症状仅持续数秒即消失。

（4）探诊：敏感，但无穿髓孔。

3.鉴别诊断

(1)深龋:患有深龋的牙对温度刺激也敏感,但只有当冷热刺激进入深龋洞内时才出现疼痛反应,而刺激去除后症状立即消失并不持续。冷测深龋患牙的正常牙面,其反应与对照牙一样,只有当冰水滴入龋洞内方可引起疼痛。而可复性牙髓炎患牙在冷测牙面时即出现一过性敏感,刺激去除后,症状持续数秒才缓解。

(2)不可复性牙髓炎:二者区别的关键在于可复性牙髓炎绝无自发痛病史,而不可复性牙髓炎一般有自发痛史;可复性牙髓炎患牙对温度测验表现为一过性敏感,而不可复性牙髓炎患牙对由温度刺激引起的疼痛反应剧烈,持续时间较长,有时还可出现轻度叩痛。

(3)牙本质过敏症:患牙本质过敏症的牙对探、触等机械刺激和酸甜等化学刺激更敏感,而可复性牙髓炎主要是对冷热温度刺激一过性敏感。

(二)不可复性牙髓炎

不可复性牙髓炎(irreversible pulpitis)是一类病变较为严重的牙髓炎症,可发生于牙髓的局部,也可涉及全部牙髓,甚至在炎症的中心部位都可发生不同程度的化脓或坏死。此类牙髓炎症发展的最终结局均为全部牙髓坏死,几乎没有恢复健康的可能,因此统称为不可复性牙髓炎。在临床治疗上只能选择摘除牙髓以去除病变的方法。但按其临床发病和病程特点,又可将其分为急性牙髓炎(包括慢性牙髓炎急性发作)、慢性牙髓炎、残髓炎和逆行性牙髓炎。

1.急性牙髓炎 急性牙髓炎(acute pulpitis)的临床特点是发病急骤、疼痛剧烈。临床上绝大多数属于慢性牙髓炎急性发作的表现,特别是龋源性者尤为显著。无慢性过程的急性牙髓炎多发生在牙髓近期进行牙体手术或意外创伤等急性的物理损伤、化学刺激以及感染等情况下,如在牙体备洞时手术切割牙体组织量多或过度产热、窝洞消毒使用刺激性较强的消毒药物、充填龋洞未做垫底或充填材料的化学刺激较大等。

(1)临床表现

①临床症状:急性牙髓炎的主要临床症状是发病急骤、牙痛剧烈,疼痛的,性质具有下列特点。

a.自发性、阵发性痛:在未受到任何外界刺激的情况下,突然发生剧烈的自发性尖锐疼痛,疼痛呈阵发性,可分为持续过程和缓解过程,即所谓的阵发性发作或阵发性加重。在炎症的早期,疼痛持续的时间较短,每次持续数分钟,而缓解的时间较长。炎症晚期,疼痛的持续时间长,而缓解时间短,可没有间歇期。牙髓出现化脓时,患者主诉有搏动性跳痛。

b.夜间加重:疼痛常在夜间体位改变时发作,或夜间疼痛较白天剧烈。患者常因牙痛而无法入眠。

c.温度刺激加剧疼痛:冷热刺激可激惹或加剧患牙的剧烈疼痛。特别是患牙处于疼痛发作期内,温度刺激可使疼痛更为加剧。一般来说,牙髓炎早期对冷刺激较敏感,晚期则对热刺激较敏感,但若牙髓已有化脓,或部分坏死,患牙则表现为"热痛冷缓解"。这可能是因为牙髓的病变产物中有气体出现,受热膨胀后髓腔内压力进一步增高,产生剧痛,遇冷则可缓解。临床上常可见到患者携带凉水瓶就诊,随时含漱冷水以缓解疼痛。

d.疼痛不能定位:疼痛发作时,患者多不能明确指出患牙所在,疼痛呈放射性或牵涉性,常沿三叉神经第二支或第三支分布区域放射至患牙同侧的上下牙或头、颞、面部,不会牵涉到对侧区域。

②体征与辅助检查

a.患牙可查及接近髓腔的深龋或其他牙体硬组织疾病,牙冠有充填体存在,或可查到有深牙周袋。

b.探诊可引起剧烈疼痛。有时可探及微小穿髓孔,并可见有少许脓血由穿髓孔流出。

c.温度测验时,患牙的反应极其敏感或为激发痛。刺激去除后,疼痛持续一段时间,也可表现为热测激发痛,冷测则缓解。

d.牙髓处于早期炎症阶段时,叩诊无明显不适;而处于晚期炎症的患牙,可出现垂直方向的轻度叩痛。

(2)诊断:由于患者不能明确指出患牙部位,对患牙的定位是诊断急性牙髓炎的关键。

①了解主诉症状:有典型的疼痛症状。

②寻找患牙:可找到引起牙髓病变的牙体损害或其他病因的患牙。

③确定患牙及牙髓情况:牙髓温度测验与叩诊可帮助定位患牙,必要时可采用局部麻醉的方法来帮助确定患牙位置。

(3)鉴别诊断:急性牙髓炎的主要症状表现为剧烈的疼痛,在临床上应注意与下列可引起牙痛症状的疾病进行鉴别。

①三叉神经痛:三叉神经痛在夜间不易发作;冷热温度刺激不会引发疼痛;发作时间短暂;一般有疼痛"扳机点",患者每触及该点即诱发疼痛。

②龈乳头炎:龈乳头炎也可出现剧烈的自发性疼痛,疼痛性质为持续性胀痛;对冷热刺激也敏感,但一般不会出现激发痛;患者对疼痛可定位;有食物嵌塞史;检查时没有可引起牙髓炎的牙体硬组织损害及其他疾病,在患者所指示的部位可见龈乳头充血、水肿现象,触痛明显。

③急性上颌窦炎:患有急性上颌窦炎时,患侧的上颌后牙可出现类似牙髓炎的疼痛症状,疼痛也可放射至头面部而易被误诊。但急性上颌窦炎所出现的疼痛为持续性胀痛,除患侧的上颌前磨牙和磨牙可出现叩痛外,不能查及可引起牙髓炎的牙体组织疾患,温度测验不引起疼痛。但检查上颌窦前壁时出现压痛,同时患者可能伴有头痛、鼻塞、脓涕等上呼吸道感染的症状。

2.慢性牙髓炎　慢性牙髓炎(chronic pulpitis)是牙髓炎中最为常见的一种,多为龋病感染所致,也可由急性牙髓炎转变而来。重度磨损、楔状缺损、隐裂、牙折、牙周组织病也可引起慢性牙髓炎。有时临床症状很不典型,容易被忽视或误诊而延误治疗。

(1)临床表现:慢性牙髓炎一般没有剧烈的自发性疼痛,但有时可出现不甚明显的阵发性隐痛或者钝痛。慢性牙髓炎的病程较长,可有长期的冷热刺激痛痛史,病变程度由轻到重,病变范围由部分到全部牙髓,是一个逐渐发展的过程。因此,炎症容易波及全部牙髓及根尖部的牙周膜,致使患牙常表现有咬合不适或轻度的叩痛。患者一般可定位患牙。

临床上根据是否露髓而将慢性牙髓炎分为两类:牙髓尚未暴露者称为慢性闭锁性牙髓炎,牙髓已暴露者称为慢性开放性牙髓炎。由于牙髓的血液供应等条件的不同,髓腔呈暴露状的牙髓所表现出来的组织反应也不同,因而又将慢性开放性牙髓炎分为慢性溃疡性牙髓炎与慢性增生性牙髓炎。在临床上,这三型慢性牙髓炎除了具有慢性牙髓炎共同的表现之外,无论是患者主诉的症状还是临床检查的体征又各具特点。

①慢性闭锁性牙髓炎

a.临床症状:慢性闭锁性牙髓炎(chronic closed pulpitis),无明显的自发痛,但有过急性发作的病例或由急性牙髓炎转化而来的病例都有过剧烈自发痛的病史,也有从无自发痛症状者。所有患者都有冷热刺激痛病史。

b.体征与辅助检查:可查及患牙有深龋洞、冠部充填体或其他近髓的牙体硬组织疾患;洞底有大量软化牙本质,探诊反应迟钝,去净腐质后无露髓孔;患牙对温度测验的反应为迟缓性钝痛;一般有轻度叩痛(+)或叩诊不适感(±)。

②慢性溃疡性牙髓炎

a.临床症状:慢性溃疡性牙髓炎(chronic ulcerative pulitis)多无自发痛,常有钝痛或咬合痛,但食物嵌入龋洞内或冷热刺激都能引起剧烈的疼痛。

b.体征与辅助检查:可查及深龋洞或其他近髓的牙体损害;由于怕痛而出现长期废用患牙,患牙堆积大量软垢、牙石,龋洞内常嵌有食物残渣;去除腐质,可见到穿髓孔,用尖锐探针探及穿髓孔时,疼痛明显且易出血;温度测验表现为敏感;一般无叩痛或仅有轻度叩诊不适。

③慢性增生性牙髓炎:慢性增生性牙髓炎(chronic hyperplastic pulpitis)多发生于青少年患者。由于患牙根尖孔较大,血运丰富,牙髓抵抗力强以及穿髓孔较大,其暴露的牙髓长期受到温度或化学等刺激,炎症牙髓增生呈息肉状并自穿髓孔处向龋洞内突出。

a.临床症状:一般无自发痛,有进食时疼痛或进食出血现象。

b.体征与辅助检查:可查及大而深的龋洞,洞内充满柔软的红色或暗红色呈"蘑菇"形状的肉芽组织,又称"牙髓息肉",探痛不明显但极易出血;温度测试迟钝;由于长期不用患侧咀嚼,常可见患侧牙石堆积。

c.鉴别诊断:慢性增生性牙髓炎龋洞内发现有息肉时,在临床上要注意与牙龈息肉和牙周膜息肉相鉴别(图3-2-2)。

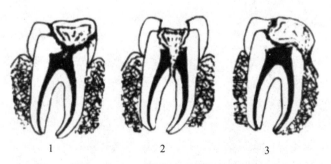

图3-2-2 三种息肉的来源示意图

1.牙髓息肉;2.牙周膜息肉;3.牙龈息肉

i.牙龈息肉:多在患牙出现邻牙殆面龋洞时,由于食物长期嵌塞及患牙龋损处粗糙边缘的反复刺激,牙龈乳头增生而进入邻牙殆面龋洞内,形成息肉样肉芽组织。

ⅱ.牙周膜息肉:多根牙的龋损穿通髓腔后进而破坏髓腔底,根分叉处的牙周组织受到外界的刺激而出现反应性增生,肉芽组织通过髓底穿孔处长入连通髓腔的龋损内,洞口外观与牙髓息肉极其相似。临床上进行鉴别时,可用探针拨动息肉的蒂部,以探查判断息肉的来源。必要时可将息肉自蒂部切除,根据蒂部的位置或拍照 X 射线片后再进行判断。

(2)诊断

①了解病史:既往有自发痛史或长期冷热刺激痛、咀嚼食物痛史。

②寻找患牙:可查到引起牙髓炎的牙体硬组织疾患或其他病因,如深龋洞、深牙周袋等。

③确定患牙及牙髓情况:与对照牙相比,患牙对温度测验表现异常反应。患牙一般表现迟钝,测试后片刻出现反应,感觉为一阵性剧烈疼痛,即迟缓反应性痛,有叩诊不适或轻度叩痛。

(3)鉴别诊断

①深龋:无典型自发痛症状的慢性牙髓炎有时与深龋不易鉴别。可参考以下 3 点进行判断。a.患有深龋的牙对温度刺激不敏感,只有当冷热刺激进入深龋洞内才出现疼痛反应,而刺激去除后症状立即消失并不持续。慢性牙髓炎对温度刺激引起的疼痛反应会持续较长时间。b.慢性牙髓炎可出现轻叩痛,而深龋患牙对叩诊的反应与正常对照牙相同。c.深龋无穿髓点,而慢性牙髓炎除闭锁型外,可查出穿髓点。需要注意的是,当无典型临床表现的深龋患牙,在去净腐质时发现有穿髓点,甚至在去腐未净时已经露髓,亦应诊断为"慢性牙髓炎"。

②可复性牙髓炎:见本节"可复性牙髓炎"相关内容。

③干槽症:同侧近期有拔牙史,疼痛性质为持续性剧痛,夜间痛不明显。检查可发现有病变的拔牙创,可见牙槽窝空虚,骨面暴露,有臭味。拔牙窝邻牙虽可有冷热刺激敏感及叩痛,但无明确的牙髓疾病指征。

3.残髓炎　残髓炎(residual pulpitis)是指发生在已经做过牙髓治疗的患牙,由于残留了少量炎症根髓或多根牙遗漏了未处理的根管,残留的牙髓组织发生炎症反应而出现了慢性牙髓炎的症状。也有人认为该型属于慢性牙髓炎。

(1)临床表现

①临床症状:有牙髓治疗的病史。疼痛特点与慢性牙髓炎相似,常表现为自发性钝痛、放射性痛、温度刺激痛。患牙多有咬合不适感或轻微咬合痛。

②体征与辅助检查:患牙牙冠见有做过牙髓治疗的充填体或暂封材料。温度测验对强的冷热刺激可为迟缓性痛。叩诊不适或轻度叩痛。去除患牙充填物,探查根管深部时有感觉或疼痛。

(2)诊断

①了解主诉症状:有慢性牙髓炎疼痛特点及牙髓病治疗史。

②寻找患牙:可查出有充填体或暂封材料的患牙。

③确定患牙及牙髓情况:强温度刺激时患牙有迟缓性痛以及叩诊不适或疼痛,探查根管深部有疼痛感觉即可确诊。

4.逆行性牙髓炎　逆行性牙髓炎(retrograde pulpitis)是指牙周组织病患牙的牙周组织

破坏后,牙周袋内的细菌及毒素通过根尖孔或侧支根尖孔进入牙髓引起的牙髓炎症。它的感染来源于患牙的深牙周,与一般牙髓炎的感染途径相反,故名为逆行性牙髓炎。

(1)临床表现

①临床症状:可同时具有牙髓炎、根尖周炎及牙周炎的多种特征,表现为典型的急性牙髓炎症状,即自发痛、阵发痛、冷热刺激痛等;也可呈现为慢性牙髓炎的表现,即冷热刺激敏感或激发痛,以及钝痛或胀痛;可有长时间口臭、牙松动、咬合无力或咬合疼痛等牙周炎的临床症状。

②体征与辅助检查:患牙有深达根尖部的牙周袋或较为严重的根分叉病变;无明显的深龋或其他牙体硬组织疾病;牙有不同程度的松动;牙龈出现水肿、充血,牙周袋溢脓;有叩痛;X射线拍片显示有广泛的牙周组织破坏或根分叉病变。

(2)诊断

①了解主诉症状:患者有长期的牙周炎病史,近期出现牙髓炎症状。

②寻找患牙:有严重的牙周炎症状,无引发牙髓炎症的牙体硬组织疾病。

③确定患牙及牙髓情况:温度测验可为激发痛、钝痛或无反应,有叩痛,X射线片显示患牙有广泛的牙周组织破坏或根分叉病变。

(三)牙髓坏死

牙髓组织的急性或慢性炎症或创伤导致血液循环突然停滞,造成牙髓的血供不足,最终可发展为牙髓坏死(pulp necrosis)。该病又称为渐进性坏死,以老年人多见,常由各型牙髓炎发展而来,也可因外伤打击,正畸矫治所施加的过度创伤力、牙体组织进行预备时的过度手术切割产热,以及使用某些有化学刺激的修复材料或微渗漏引起。如不及时进行治疗,病变可向根尖周组织发展,导致根尖周炎。

1.临床表现

(1)临床症状:患牙一般无自觉症状,多以牙冠变色为主诉前来就诊。可追问出自发痛史、外伤史、正畸治疗史或充填修复史等。

(2)体征与辅助检查:患牙可存在深龋洞或其他牙体硬组织疾患,或是有充填体、深牙周袋等,也有牙冠完整者;牙冠呈暗红色或灰黄色,失去光泽;牙髓活力测验无反应;叩诊无反应或不适感;开放髓腔可有恶臭;X射线片显示患牙根尖周影像无明显异常。

2.诊断

(1)了解主诉症状:无自觉症状,牙冠变色,有外伤史。

(2)寻找患牙:牙冠呈暗红色或灰黄色,失去光泽。

(3)确定患牙及牙髓情况:牙髓活力测验无反应,X射线片患牙根尖周无明显异常。

3.鉴别诊断 该病主要与慢性根尖周炎相鉴别。患有慢性根尖周炎的病牙也可无明显的临床自觉症状,但常有叩痛。有窦型的慢性根尖周炎可发现牙龈上有由患牙根尖来源的窦道口。拍摄X射线片,慢性根尖周炎有根尖周骨质影像密度减低或根周膜影像模糊、增宽,而牙髓坏死患牙X射线片根尖周无明显异常。

(四)牙髓钙化

牙髓的血液循环发生障碍是牙髓钙化(pulp calcification)的始动因素,循环障碍造成牙髓组织营养不良,引起细胞发生变性,导致钙盐沉积在变性的组织上,形成大小不一的钙化物质。牙髓钙化有两种形式:一种是结节性钙化,又称髓石,髓石可以附着在髓腔壁上或是游离于牙髓组织中;另一种是弥漫性钙化,甚至可造成整个髓腔闭锁,多发生于外伤后的牙,也可见于经氢氧化钙盖髓治疗或活髓切断术后的患牙。

1.临床表现

(1)临床症状:一般无临床症状。个别出现与体位有关的自发痛,与三叉神经痛相似,也可沿三叉神经分布区域放射,但无"扳机点",与温度刺激无关。

(2)体征与辅助检查:患牙对牙髓活力测验可表现为迟钝或敏感。X射线片显示髓腔内有阻射的钙化物,或使原髓腔处的透射区消失,呈弥漫性阻射影像,该征象是牙髓钙化的重要诊断依据。

2.诊断

(1)了解主诉症状:一般无临床症状,可出现与体位有关的自发痛,或经氢氧化钙盖髓治疗或活髓切断术治疗病史。

(2)确定患牙及牙髓情况:排除引起自发性放射痛的其他病因,且经过牙髓治疗后疼痛症状得以消除,方能确诊。

(3)X射线检查:发现髓腔内髓石可作为重要的诊断依据。

当临床检查结果表明患牙是以其他可引起较严重临床症状的牙髓疾病(如牙髓炎、根尖周炎等)为主,同时合并有牙髓钙化性病变时,则以引起牙髓症状的牙髓疾病作为临床诊断。

3.鉴别诊断 该病主要与三叉神经痛相鉴别。髓石引起的疼痛虽然也可沿三叉神经分布区域放射,但无"扳机点",主要与体位有关。X射线检查的结果可作为鉴别诊断的参考。

(五)牙内吸收

牙内吸收(internal resorption)又称特发性吸收,是指正常的牙髓组织肉芽性变,牙髓中未分化的间质细胞被激活,分化出破牙本质细胞,破牙本质细胞从髓腔内部吸收牙体硬组织,致髓腔壁变薄,严重者可造成病理性牙折。临床上牙内吸收多发生于乳牙、受过外伤的牙、再植牙及做过活髓切断术或盖髓术的牙。

1.临床表现

(1)临床症状:一般无自觉症状,多在X射线片检查时偶然发现。少数病例也可出现与牙髓炎相似的症状,如自发性阵发痛、放射痛和温度刺激痛等。

(2)体征与辅助检查:牙内吸收发生在髓腔时,吸收部位已接近牙冠表面,牙冠呈现粉红色,有时也有牙冠出现一定范围的小棕色或暗黑色区域。牙内吸收发生在根管内时,牙冠的颜色没有改变。牙患牙对牙髓测验的反应可正常,或迟钝。牙叩诊检查无不适或出现轻微不适感。牙X射线片显示髓腔或根管有局限性不规则的膨大透射区,严重者可见内吸收处的髓腔壁被穿通,甚至引起牙根折。

2.诊断

(1)患牙为受过外伤、牙再植及做过活髓切断术或盖髓术的牙,一般没有临床症状。

(2)可见牙冠呈现为粉红色,有时也可见牙冠出现一定范围的小棕色或暗黑色区域等病理改变。

(3)牙髓测验可正常或迟钝,叩诊检查无不适或出现轻微不适感,X射线片显示髓腔或根管有膨大透射区。X射线片的表现为主要诊断依据。

参考文献

[1]中华医学会.临床技术操作规范 耳鼻咽喉－头颈外科手册[M].北京:人民军医出版社,2009.

[2]周晓娓,虞幼军,赵远新,王跃建,刘振,刘秋玲.突发性聋伴良性阵发性位置性眩晕患者的预后研究[J].临床耳鼻咽喉头颈外科杂志,2014(16):1219－1221.

[3]张卯年.眼创伤诊疗指南[M].北京:军事医学科学出版社,2009.

[4]穆萍萍,宋晖,孙钦峰.高速泳动族蛋白盒1与牙周病[J].国际口腔医学杂志,2014(01):77－81.

[5]许庚.耳鼻咽喉科疾病临床诊断与治疗方案[M].北京:科学技术文献出版社,2010.

[6]陈曦,钱进,刘亮,李进让.单独鼻腔手术治疗阻塞性睡眠呼吸暂停低通气综合征的远期疗效观察[J].临床耳鼻咽喉头颈外科杂志,2014(12):841－843.

[7]唐炘.青光眼治疗学[M].北京:人民卫生出版社,2011.

[8]段银钟.口腔正畸临床拔牙矫治指南[M].北京:人民卫生出版社,2011.

[9]孙正.口腔科诊疗常规[M].北京:中国医药科技出版社,2012.

[10]王宏伟,秦兴军,杨雯君,徐立群,季彤,张陈平.口腔颌面部腺泡状软组织肉瘤18例临床分析[J].中国口腔颌面外科杂志,2014(6):543－548.

[11]孔维佳.耳鼻咽喉头颈外科学[M].北京:人民卫生出版社,2010.

[12]胡小坤,翁景宁,庄鹏.闭角型青光眼相关白内障手术治疗的研究进展[J].国际眼科杂志,2012(03):458－460.

[13]马净植.口腔疾病诊疗指南[M].北京:科学出版社,2013.

[14]唐建民.口腔颌面耳鼻咽喉头颈外科学[M].天津:天津科技出版社,2010.

[15]辛梦,王强,张磊.难治性青光眼手术治疗新进展[J].国际眼科杂志,2012(8):1507－1510.

[16]王宁利.眼科疾病临床诊疗思维[M].北京:人民卫生出版社,2011.

[17]章筱悦,陈振琦.唇腭裂患者的牙周健康状况及其影响因素[J].国际口腔医学杂志,2014(4):463－467.

[18]陈扬熙.口腔正畸学基础、技术与临床[M].北京:人民卫生出版社,2012.

[19]魏文斌.眼科手术操作与技巧[M].北京:人民卫生出版社,2011.

[20]罗启贤,刘长庚.牙周膜和牙槽骨牵张成骨术加速正畸牙移动[J].国际口腔医学杂志,2014(3):309－313.

[21]中兴,张志愿.口腔颌面外科临床解剖学[M].济南:山东科学技术出版社,2011.

[22]惠玲,张自峰,王雨生,师晓莉.超声乳化术治疗高度近视白内障的临床观察[J].眼科新进展,2012(8):756－759.

[23]毛珍娥.口腔疾病概要(第二版)[M].北京:人民卫生出版社,2008.

[24]张强,刘钢,杭伟.变应性鼻炎患者嗅球体积与嗅沟深度的研究[J].临床耳鼻咽喉头颈外科杂志,2014(24):1956－1960.

[25]刘家琦.实用眼科学[M].北京:人民卫生出版社,2010.